PRINCIPES D'ADÉNISATION

OU

TRAITÉ DE L'ABLATION DES GLANDES NIDORIENNES

Qui communiquent, par leur sécrétion, un mauvais goût aux espèces animales alimentaires et donnent une odeur insupportable aux espèces d'agrément,

ET

EXPOSITION GÉNÉRALE DES RÈGLES A SUIVRE

DANS L'AMÉLIORATION DE LA CHAIR DES ANIMAUX

PAR

J.-E. CORNAY (de Rochefort)

Docteur en médecine de la Faculté de Paris,
Membre correspondant de la Société des Sciences de Rochefort et de la Société des Sciences naturelles de la Charente-Inférieure,
Membre de l'Académie nationale agricole, etc., de Paris,
Membre de la Société impériale d'acclimatation, et de plusieurs Sociétés savantes.

PARIS
...BÉ, LIBRAIRE DE LA FACULTÉ DE MÉDECINE
PLACE DE L'ÉCOLE-DE-MÉDECINE, 4.

Le 15 Juillet 1859.

PRINCIPES

D'ADÉNISATION

PRINCIPES

D'ADÉNISATION

OU

TRAITÉ DE L'ABLATION DES GLANDES NIDORIENNES

Qui communiquent, par leur sécrétion plus ou moins fétide, un mauvais goût aux espèces animales alimentaires et donnent une odeur insupportable aux espèces d'agrément,

ET

EXPOSITION GÉNÉRALE DES RÈGLES A SUIVRE

DANS L'AMÉLIORATION DE LA CHAIR DES ANIMAUX

PAR

J.-E. CORNAY (de Rochefort)

Docteur en médecine de la Faculté de Paris,
Membre correspondant de la Société des Sciences de Rochefort et de la Société des Sciences naturelles de la Charente-Inférieure,
Membre de l'Académie nationale agricole, etc., de Paris,
Membre de la Société impériale d'acclimatation, et de plusieurs Sociétés savantes.

PARIS
LABÉ, LIBRAIRE DE LA FACULTÉ DE MÉDECINE
PLACE DE L'ÉCOLE-DE-MÉDECINE, 4.

Le 15 Juillet 18[illegible]9.

Paris. — Imp. de Mme Smith, rue Fontaine-au-Roi, 18.

AUX

PHYSIOLOGISTES-ZOOCULTEURS

Ce travail de physiologie appliquée, qui également a des points de rapport avec l'hygiène publique, n'est point destiné aux seuls physiologistes de la France, car nous sommes convaincu que les procédés qui concourent à l'amélioration de la chair des animaux ne peuvent s'appliquer généralement et facilement que dans chaque lieu de production, et sur le sol même où les espèces à cultiver prennent naissance et où elles habitent; aussi l'offrons-nous aux zooculteurs de tous les rangs et de tous les pays, en leur disant : Domestiquez toutes les espèces animales que vous pourrez et que vous trouverez dans vos contrées; pratiquez *l'adénisation* aux espèces nidoriennes, et le retranchement des parties repoussantes et des appareils de défense qui peuvent être enlevés sans nuire aux individus; soumettez les animaux à une nourriture fibro-féculente, douce, confortable, aromatique, progressive, qui puisse rendre le tissu des chairs gras, tendre, fin, parfumé, et ne craignez pas de les entourer de soins affectueux. Si vous réussissez à les comestibiliser, vous sentirez autant de satisfaction et vous obtiendrez bien plus d'éloges que le général qui gagne une bataille, car vous aurez fourni un nouvel aliment à l'homme, mais aussi préservé de la destruction de nouvelles espèces animales, tout en les rendant utiles à la société; croyez-le, on vous saura gré de cette conquête.

Sachez que la chair de tous les animaux peut être améliorée par l'adénisation, la castration, le retranchement et l'hygiène.

Évitez les aliments qui développent la chair noire, dure, tendineuse, d'un mauvais parfum. Enfin rendez-la comestible, et pour cela vous devez travailler, traiter, cultiver, tailler les animaux, comme le cultivateur travaille et cultive son champ, traite, taille et émonde ses plantes.

Alors il sortira de vos travaux non-seulement un grand enseignement philosophique, mais vous aurez résolu de hautes questions de physiologie, auxquelles personne n'avait pensé, pas même les plus illustres professeurs. Que pourriez-vous faire, zooculteurs, pour vous couvrir de plus de gloire?

PRINCIPES
D'ADÉNISATION

OU

TRAITÉ DE L'ABLATION DES GLANDES NIDORIENNES

et

EXPOSITION GÉNÉRALE DES RÈGLES A SUIVRE

DANS L'AMÉLIORATION DE LA CHAIR DES ANIMAUX.

> Ce qui prouve que la chair de la plupart des animaux, une fois perfectionnée, peut servir à l'alimentation de l'homme, c'est qu'ils s'entre-dévorent.

Généralités.

Au commencement de leur vie terrestre, les hommes s'adonnèrent probablement à une nourriture exclusivement végétale; paisibles alors, comme au réveil dans la solitude des vallées, ils étaient innocents, et dans leur ignorance des objets et des phénomènes qu'ils voyaient pour la première fois se dérouler sous leurs yeux, ils n'osaient fouler de leurs pieds incertains les immenses herbages verts et fleuris ou couverts de fruits mûrs qui ondulaient au doux souffle des vents de la création.

Le grand spectacle de la première genèse animale et humaine était terminé, sans doute dès les premiers jours il y avait eu formation et organisation de l'albumine, à l'aide du carbone, de l'oxigène, de l'hydrogène et de l'azote, sous l'aspect de liquides fécondants et de cellules-ovulaires dans lesquelles se développèrent les embryons en fœtus, par l'influence des doses vitales des fluides électrique, calorique et lumineux, convenables et de qualités proportionnelles aux modes des animaux et des hommes; Isis se revêtit des attributs des formes, et les modes furent les expressions des nombres dans la répartition de la substance harmonique formatrice, car les cellules-ovulaires différentes, qui donnèrent naissance aux divers animaux, ne purent exister qu'à la condition d'être progressionnelles et proportionnelles par les quantités et les qualités de leurs éléments matériels de formation, d'où l'origine de la variété primitive des espèces qui offrent l'inhérence du principe, de la loi et de la substance, trinité créatrice et interne de tout mode déterminé.

Ainsi les hommes et les animaux enfermés à la première genèse, de même que, à la reproduction maternelle, dans des œufs membraneux où ils prirent naissance et s'incarnèrent, en sortirent parfaits et respirèrent à la puberté, au moment où leur vie végétative étant assurée, ils purent accomplir tous les actes de leur vie de relation, et, puisqu'il n'existait aucun appareil d'allaitement, par *ce fait même*, il nous est physiologiquement prouvé que la *puberté actuelle* fut et marque l'époque des premières naissances animales et humaines; les hommes respirèrent donc à la puberté, aux jours de leur nativité qui n'eut point pour témoins les cris de la douleur maternelle; la maturité des fruits ayant limité le temps d'incubation, ils rompirent eux-mêmes les membranes fanées et desséchées de leurs œufs, au moment où leurs vitellus nourriciers furent complétement épuisés.

Le corps sensible et nu, baigné des rayons bienfaisants du soleil, dans leur timidité enfantine, ils se glissèrent à travers les massifs de plantes, étonnés de la magnificence de la vie; bientôt ils éprouvèrent par les besoins organiques, qui concourent à les faire naître, sous l'action puissante de l'air épuré, par la végétation, les atteintes si impérieuses de la faim, qui leur rendit aussi facile d'apprendre à mâcher les fruits et les gramens qu'à leurs premiers descendants à connaître et à sucer le lait des mères.

Répandus dans les forêts fertiles qui végétaient sur la surface chaude de la terre, que les fournaises intérieures venaient de tourmenter et de transformer en montagnes. en vallées et en excavations profondes pour le magasinage des eaux-mères, peu à peu ils devinrent si nombreux que les fruits naturels ne furent plus en assez grande quantité pour suffire à leur nourriture; les uns se livrèrent à la chasse et à la pêche. les autres pratiquèrent l'agriculture et l'élève des animaux ; ils semèrent ces mêmes graminées qui avaient soutenu l'existence de leurs premiers parents, ils les semèrent près de leurs gîtes pour les protéger contre les rapines des animaux sauvages et des chasseurs, se rangèrent sous des chefs ou patriarches pour la défense commune, et élevèrent dans leurs chaumières un foyer domestique, les jeunes des animaux les moins féroces, afin de tracer avec eux les sillons de la culture et de former des troupeaux pour se nourrir du lait des femelles.

Plus tard, l'usage de la chair devint général dans les familles patriarcales, et pendant de longs siècles elles se servirent de cet aliment que leur fournissaient leurs nombreux troupeaux. Ainsi l'habitude de se nourrir de la chair des animaux prend sa source dans la plus haute antiquité, et c'est peu à peu que les hommes, stimulés par les besoins des centralisations qui se succédèrent sur les différents points de colonisation, s'approprièrent les espèces que nous possédons à l'état de domesticité.

Les hommes se nourrissent de la chair des animaux, et, si la question de fait à cet égard est résolue par cette habitude même, la question de droit se déduit de ce qui se passe dans la nature; les animaux carnassiers vivant de la chair des herbivores, les hommes puisent dans cet exemple le droit d'en faire également leur nourriture, et ce droit évident et incontestable est encore impliqué dans la loi immuable de la mutation perpétuelle de la matière, qui repose sur les naissances et les extinctions des espèces. Les hommes ont donc le droit naturel et social de faire usage de la chair des animaux; ils ont le droit de vie et de mort sur toutes les espèces; mais ce droit est restreint à leurs besoins et à leur sûreté, et doit être réglé par leur justice et leur respect pour les merveilles de la création.

La nature elle-même, dans sa générosité et sa prévoyance inépuisables, n'a point permis que les animaux pussent s'entre détruire sans nécessité; aussi leur a-t-elle donné des appareils de défense et de fuite, et des voix de rappel propres à déjouer les projets des animaux destructeurs; elle les a également pourvus d'un odorat merveilleux et de glandes odorantes qui, tout en les prévenant du danger et de l'approche des carnassiers, ou en facilitant, sous le silence de leur crainte, leur réunion dans la vie sauvage, lorsqu'une cause accidentelle, un ennemi, a forcément séparé les individus de même espèce, permet aux animaux chasseurs, pressés par la faim, de les suivre à la piste et souvent de s'en emparer, afin de s'en servir de nourriture.

Pour les animaux, l'odeur propre à l'espèce est donc une nécessité de la vie errante et sauvage. Aussi chaque espèce a son fumet particulier, qui s'exhale chez les unes de toute la périphérie ou des parties revêtues de substance épidermoïde, chez les autres d'une humeur qui s'écoule des glandes spéciales que nous nommons *glandes nidoriennes,* qui deviennent tout-à-fait inutiles aux animaux élevés et retenus en domesticité, et qui commu niquent à leur chair une odeur et une saveur souvent très désagréables.

Les premiers qui songèrent à domestiquer les animaux qui pouvaient leur rendre quelques services, n'employèrent point d'autre moyen, pour assouplir le caractère sauvage de ceux qu'ils voulaient s'approprier, que d'élever les jeunes dans leurs cabanes qu'ils partagèrent avec eux; ils mangèrent et dormirent avec eux; les animaux furent subjugués par l'habitude des égards de la famille humaine qui leur prodiguait à l'envi les soins et les caresses. C'est encore le seul et unique moyen de domestication, et il date de loin, car il est inscrit tout entier dans les préceptes de la religion de Zoroastre.

Ce sont les patriarches qui élevèrent les premiers taureaux, qui durent sentir la nécessité de priver ces animaux des organes reproducteurs, afin de paralyser cette fureur qui les rend si dangereux à l'approche du rût. En effet, la castration semble être une pratique antérieure à la période historique et être contemporaine de la formation des troupeaux et de l'institution de la culture. Quoi qu'il en soit : cette opération, qui se pratique de plusieurs manières, a été étendue à diverses espèces et même à des petits animaux, et aux femelles par l'enlèvement des ovaires, ce qui améliore singulièrement leur chair et augmente, dit-on, la sécrétion du lait.

Les trois choses principales, qui pendant la vie des animaux et jusqu'à présent sont reconnues utiles pour l'amélioration de leur chair, sont : une nourriture abon dante et appropriée d'engraissement, les soins hygiéniques et la castration.

Cependant parmi les animaux qui pourraient servir à nos plaisirs ou à notre nourriture, il en est beaucoup dont l'odeur inspire une répugnance invincible qui les fait exclure de notre société ou de notre alimentation journalière, *odeur musquée ou fétide,* suivant les espèces, qui s'exhale *de l'humeur des glandes nidoriennes.* Cette humeur, sans cesse léchée par les animaux ou résorbée par les vaisseaux absorbants, communique à leur chair un goût qui en rend la saveur repoussante comme viande alimentaire.

Il s'agit donc, afin d'enlever à la chair des animaux ce goût particulier, de pratiquer pendant leur vie *l'enlèvement ou l'ablation des glandes odorantes,* ce qui améliorera même la chair de ceux dont la saveur est déjà supportable. Nous appelons cette opération, que nous avons créée, *adénisation des animaux,* de *α* privatif, et de *ἀδὴν* glande, d'où *aadénisation* et par contraction *adénisation.*

L'*adénisation* se réunira à la castration, à la nourriture appropriée et aux soins hygiéniques dans l'amélioration des viandes.

L'*adénisation* sera donc le sujet de ce travail spécial, entrepris particulièrement dans le but de l'*amélioration complète de la chair* des animaux destinés à la nourriture des hommes.

Certes, c'est l'étude la plus intéressante que l'on puisse offrir à ses semblables que celle que nous présentons aux physiologistes de tous les pays, car les populations devenant nombreuses, la société commence à compter les aliments de la culture, les savants doivent comprendre que la *nécessité du confortable* veut que l'on améliore non-seulement les meilleures, mais même toutes les espèces qui peuvent raisonnablement servir de nourriture.

Toute chair a sa valeur; tout animal est un produit qu'il faudra modifier et utiliser soit comme nourriture, soit dans les arts et l'industrie. C'est là la grande mission de la *zooculture*, qu'il faut que nous établissions dans tous ses détails, afin de laisser à nos successeurs un faisceau de cette science impérissable dans sa nécessaire utilité.

Depuis leur genèse, les hommes ont passé par des périodes de misère et de disette qui se succédèrent dans les diverses régions de la terre, et qui ont souvent occasionné parmi eux une mortalité effrayante, jusqu'à une époque très rapprochée de nous. Les pays civilisés par leur ordre et leur travail ont su empêcher le retour de pareilles calamités, tout a été administré et modifié, les animaux domestiques eux-mêmes ont été multipliés et soumis à des soins et à des nourritures qui ont diminué leurs épizooties, et qui ont rendu leur chair magnifique et succulente. Il faut espérer que l'on ne s'arrêtera point dans cette voie philanthropique, et que le traitement des animaux se perfectionnera de plus en plus et s'étendra à beaucoup d'espèces propres à donner de nouvelles chairs comestibles, dans le but *de fortifier nos propres races*, par une bonne et abondante nourriture, par la variété des aliments et aussi pour fournir à nos besoins les *produits utiles de leurs dépouilles.*

Historique de l'Adénisation.

L'*adénisation,* comme opération devant participer à l'amélioration de la chair des animaux, n'a jamais été pratiquée.

Dès 1846, nous possédions déjà des observations certaines sur cette question importante, et nous avions communiqué à M. Flourens, secrétaire perpétuel de l'Académie des Sciences, qui nous a toujours donné des marques d'amitié, sinon nos idées en elles-mêmes, au moins notre intention de faire un travail sur *les glandes anales* des animaux. Présenté sous ce point de vue inexpliqué, ce travail devait paraître très secondaire et purement d'anatomie; mais en dévoilant aujourd'hui notre but, il prend toute la grandeur d'une haute question de physiologie appliquée.

Nos opérations sur les *animaux nidoriens* nous ont prouvé que l'on pouvait, sans danger pour leur santé, *pratiquer l'ablation des glandes odorantes,* et de plus, que leur chair perdait le mauvais goût que leur communique l'humeur que distille les *appareils de nidoration.*

Tout ce qui se rattache, comme historique, à cette opération merveilleuse, est la section brutale et sans principes arrêtés des *poches odorantes* du chevrotain du Thibet et du Tunquin, de la civette d'Afrique et du castor du nord de l'Amérique, section que pratiquent les chasseurs dans le but de récolter le musc pour le livrer ensuite au commerce, n'ayant en cela aucune idée d'améliorer la chair de ces animaux dont ils abandonnent les cadavres sur le sol, après les avoir dépouillés de leurs fourrures.

Quant à la castration, c'est une opération toute particulière qui n'a aucun rapport avec notre travail, ***l'adénisation*** *étant l'ablation des seules glandes odorantes des animaux.*

Explications sur l'anatomie et la physiologie des glandes nidoriennes.

Jusqu'à ce travail spécial, les glandes nidoriennes des animaux n'ont point été étudiées par les anatomistes d'une manière assez profitable pour tirer quelque fruit de leur étude, la partie physiologique de ces organes a même été complètement méconnue ; on a bien porté le scalpel sur quelques-unes de ces glandes, on a bien constaté la fétidité de leur sécrétion, mais tout examen s'est arrêté là ; enfin aucun travail sérieux d'ensemble et d'application n'a été produit sur ce sujet. Quelques ornithologistes pensaient que les *glandes caudales* chez les oiseaux servaient à produire un liquide gras, hydrofuge, dont ils s'enduisaient les plumes pour se préserver de l'action de l'eau, ce qui est une profonde erreur. Dans ce cas, pourquoi ce liquide serait-il odorant, mais bien mieux à quoi serviraient donc les glandes analogues chez les mammifères? D'ailleurs, chaque plume et sa matrice, chez les oiseaux, constituent un appareil spécial, comme chaque poil et son bulbe, chez l'homme, par exemple, et possède en lui-même, de même que les autres appareils de l'économie, les accessoires utiles et nécessaires à ses usages et à ses fonctions.

L'*atmosphère nidorienne* des diverses espèces prouve que les glandes odorantes sont utiles à leur *nidoration*; ainsi nous avons trouvé et déterminé la fonction particulière des *glandes nidoriennes* des animaux, qui se démontre par l'odeur même qui les enveloppe et les pénètre.

Ces glandes n'ont point aussi reçu de nom particulier dans la science, et personne n'a compris leur utilité chez chaque espèce sauvage, leur inutilité dans la vie domestique, et leur inconvénient de communiquer un mauvais goût à la chair des animaux qui sans cela pourrait devenir comestible.

Leur effet principal étant de produire la nidoration chez les animaux qui en sont pourvus, l'odeur qu'elles répandent est variable comme les espèces; cette odeur leur sert, dans la vie errante et de parcours, à se rechercher, à se pourchasser, à se reconnaître, à se retrouver, à se fuir, à s'aimer à l'exclusion des espèces voisines.

Cette sorte de marque de fabrique, si nous pouvons nous exprimer ainsi, est la sauvegarde des croisements en dehors de l'espèce.

Nous avons donné à ces glandes le nom de glandes nidoriennes, du mot *nidor*, fumet, qui est pour nous l'odeur physiologique des animaux à l'état de relation, les animaux sont donc enveloppés d'une ***atmosphère nidorienne de relation***.

C'est par la généralisation, c'est-à-dire en étudiant les appareils nidoriens dans les différentes progressions spécifiques animales, que nous avons jeté les bases de ce travail d'ensemble, propre à démontrer aux physiologistes l'importance de l'***adénisation des animaux***.

Les anciens donnaient le nom de glande, *glandula* (de *glans*, gland de chêne) à un grand nombre d'organes dont les fonctions très différentes prouvent qu'ils en abusaient d'une manière regrettable.

Pour qu'un organe soit considéré par nous comme une glande, il est nécessaire qu'il ait pour fonction de produire un liquide ayant des propriétés particulières, et que ce liquide soit excrété de l'organe sécréteur par des conduits ou des ouvertures propres. Ainsi les ovaires ne sont point des glandes, la rate et le corps thyroïde ne sont point des glandes, le thymus n'est point une glande.

Chaussier a consacré le mot *glande*, suivant M. Jules Cloquet (*Dict. de chir.*), pour désigner des organes mollasses, grenus, lobuleux, composés de vaisseaux, de nerfs et d'un tissu particulier. Nous ne pouvons admettre cette fâcheuse et trop générale définition qui entretiendrait une détestable confusion. Nous laissons aussi de côté les pelotons ou ganglions rougeâtres qui se rencontrent sur le trajet des vaisseaux lymphatiques, et que les anciens anatomistes nommaient *glandes conglobées*.

Nous admettons deux sortes de glandes : Les conglomérées des anatomistes et les disséminées, tels que les cryptes muqueux qui sont en quelque sorte l'élément anatomique de construction des glandes.

Nous ne connaissons que neuf espèces de glandes conglomérées : Les lacrymales, les salivaires, les mammaires, le pancréas, le foie, les reins, les testicules, les venimeuses et les *nidoriennes*.

Ici nous n'avons à nous occuper que des *glandes nidoriennes*. Généralement elles sont à grains glanduleux conglomérés, formant parfois une *seule* glande, munie d'un conduit excréteur qui s'ouvre dans un sac ou réservoir, où l'humeur odorante acquiert une consistance plus ou moins grande et une odeur plus ou moins forte ; d'autres fois, les grains glanduleux sont réunis par *petites glandes éparpillées* à la surface d'un réservoir ; enfin quelquefois les grains glanduleux sont *disséminés* sur la paroi d'un réservoir d'une surface à sécrétion cornée ou d'une simple muqueuse.

Le nombre des conglomérations et leur forme varient, ainsi que leur situation, chez les divers animaux nidoriens.

C'est à Malpighi que nous devons l'expression de *grains glanduleux.* Chaque glande présente une organisation particulière ; mais on ignore quelle est la nature intime du tissu glanduleux des neuf espèces de glandes citées plus haut ; seulement au microscope on reconnaît bien la nature cellulaire de chaque grain glanduleux.

Malpighi prétendait que les vaisseaux se terminaient dans des petites masses solides des grains où les conduits excréteurs avaient leur origine ; Ruysch pensait que les glandes étaient entièrement vasculaires, et que les conduits excréteurs se continuaient directement avec les vaisseaux afférents ; enfin, Darwin affirme que les grains glanduleux de Malpighi ne sont que des espèces de bourses ou de follicules dans lesquels les liquides s'arrêtent et prennent par leur séjour des caractères particuliers.

Nous ajoutons que chaque liquide de sécrétion se produit dans les grains glanduleux sous l'action des *fluides organiques,* qui sont formés d'électricité, de calorique et de rayons obscurs ou chimiques de la lumière.

L'appareil nidorien qui nous occupe est souvent aussi compliqué que ceux du rein et du foie. En effet, il présente chez le chien, par exemple, une *glande séparée* d'un réservoir, y communiquant par un conduit, *un réservoir* nidorien propre et un *conduit excréteur* qui s'ouvre à l'anus. Bien plus, cet appareil placé à la partie supérieure du rectum se reproduit chez le même animal et complètement séparé à la partie inférieure de cet intestin.

C'est donc un appareil très bien constitué dans certaines espèces; aussi l'appareil propre à la nidoration des animaux, qui dans sa disposition la plus perfectionnée est composé d'une glande, d'un réservoir, d'un conduit excréteur, de vaisseaux et de nerfs provenant des troncs voisins principaux, est-il placé sur le même plan organique que les appareils hépatique, spermatique et urinaire. Bien que son importance anatomique soit secondaire, puisque nous l'avons enlevé sans nuire à la santé des animaux, on peut dire que son importance physiologique est aussi grande que celle des autres organismes cités plus haut, relativement à son utilité dans la vie sauvage qui est de faciliter les relations générales des animaux à l'état errant par une sorte de *nidorographie*.

Nous nous sommes demandé ce que deviendraient les éléments qui donnent naissance à l'humeur odorante, après l'ablation des glandes nidoriennes. L'humeur odorante n'étant point toute formée dans le sang, car c'est bien dans les grains glanduleux qu'elle prend naissance, et ses éléments constituants seuls existant dans ce liquide, de même que ceux des autres sécrétions, il en résulte qu'ils seront évacués par les urines sous une autre forme, ou serviront à nourrir les organes sous d'autres compositions; car ces éléments sont le carbone, l'oxigène, l'hydrogène, l'azote, etc., associés suivant les espèces. Ce sont les glandes odorantes elles-mêmes et seules qui, sous l'influence des fluides organiques, la produisent en n'admettant dans les grains glanduleux sécréteurs que les quantités constituantes de l'*humeur ni-*

dorienne. Cette humeur sera donc annulée par l'ablation de ses organes producteurs, et la première expérience que nous avons faite nous a prouvé que la chair des animaux devenait excellente et n'avait plus aucun goût musqué.

Du parfum propre à la chair des animaux.

Les animaux, à quelque progression spécifique qu'ils appartiennent, se divisent en *nidoriens* et en *anidoriens*. Les premiers sont munis de glandes odorantes, les autres n'en possèdent point.

L'*humeur nidorienne* résorbée communique à la chair des espèces à glandes odorantes *une odeur et un goût d'emprunt* plus ou moins fétides ou puants, plus ou moins musqués ou ammoniacaux; leur chair en est infectée, et devient d'un usage impossible comme viande alimentaire, tandis que les espèces anidoriennes, telles que le mouton, le bœuf ordinaire et le porc commun, fournissent des chairs exquises et d'un excellent parfum que tout le monde peut constater dans les boucheries.

La chasse aux chiens courants et au chien d'arrêt est rendue possible par le fait de la *nidoration de la terre* et des plantes; par le *fumet* des animaux dans leur passage et par l'odorat très développé des chiens qui peuvent analyser, après l'avoir retrouvée sur les moindres brins d'herbe ou sur le sol, l'odeur physiologique des animaux, et les suivre à la piste jusqu'à ce qu'ils soient tués ou forcés.

Le *fumet (nidor)* est donc l'odeur des animaux à l'état de vie et de relation; c'est leur *odeur physiologique.*

Le parfum, au contraire, est l'*odeur anatomique,* l'odeur propre des chairs fraîches. Ainsi, l'odeur même des chairs des animaux prendra le nom de *parfum.*

Déjà les bouchers caractérisent la chair d'un animal qui a souffert, par ces mots : C'est une chair sans parfum.

Le fumet provient des appareils de nidoration, tandis que le parfum des chairs est le résultat d'une nourriture appropriée et aromatique, puisque certains animaux qui ne présentent point de glandes odorantes nous donnent des chairs savoureuses dont le parfum est particulier et agréable; et si leur nourriture est mauvaise, le parfum des chairs est infect.

Le parfum des chairs est donc la conséquence de la nourriture; lorsque celle-ci est convenablement aromatique, les chairs ont un parfum qui plaît.

Le parfum dépend si bien de la *nourriture* des animaux, que la chair du lapin sauvage, qui choisit ses plantes, offre un parfum bien plus agréable que celle du lapin domestique, lorsque celui-ci reçoit une nourriture commune et maraîchère.

Les grives, qui vivent de grains de raisins ou de baies de genièvre, ont une chair délicate d'un parfum excellent.

Les cochons laissés par le capitaine Cook dans les îles de l'Océan-Pacifique, et qui sont redevenus sauvages, ont une chair détestable, parce qu'ils se repaissent de poissons morts qu'ils trouvent gisants sur les plages.

Les brochets des lacs du Nord, qui se nourrissent de rats musqués de Russie, ont une chair infectée de musc.

C'est bien pour les animaux anidoriens, dont les chairs ne peuvent être souillées par l'humeur résorbée de glandes odorantes, puisqu'ils n'en possèdent point, que nous pouvons dire : *Telle nourriture, telle chair*. En effet, la nourriture communique aux chairs le goût de ses parties constituantes; les chairs s'imprègnent des sucs odorants des aliments qui ne sont point détruits par la digestion. L'étude des végétaux en général et des végétaux aromatiques en particulier est donc d'une grande importance pour l'amélioration des chairs des animaux.

Les chairs musculaires ont à peu près la même composition chimique chez les diverses espèces, quoique cette composition varie par les quantités élémentaires; car elles diffèrent par leur tissu, par leur fibre, par leur couleur, par leur saveur, par leur odeur; elles sont plus ou moins grasses, plus ou moins résistantes, plus ou moins sanguines ou lymphatiques; elles sont aussi plus ou moins nutritives.

Suivant John (Orfila, *Chimie*, page 472), les muscles sont formés d'eau, de gélatine, d'albumine, de fibrine, de graisse composée (d'oléine et de stéarine), de cérébrote, de créatine, d'un acide libre destructible, qui, suivant Berzélius, est l'acide lactique, de chlorure de sodium et de potassium, de chlorhydrate d'ammoniaque, de phosphates de soude, d'ammoniaque et de chaux, d'un sel calcaire formé par un acide destructible, de sulfate de potasse, d'oxyde de fer, et, d'après quelques chimistes, de soude et d'oxyde de manganèse.

Les globules sanguins, tout en servant à la circulation, sont évidemment des magasins de matière nutritive qui peuvent en fournir au serum, par dissolution, dans la diète et les maladies; mais c'est le serum, cette partie liquide du sang, qui contient et donne les éléments de nutrition et de composition fibro-cellulaire du tissu des organes. Des études au microscope nous ont prouvé que les globules du sang passaient des capillaires artériels dans les capillaires veineux. Ainsi, les globules du sang ne se localisent point pour former les chairs et les organes; la nourriture des tissus vient donc du serum.

La nutrition et la formation des chairs, cette incarnation des aliments, est la même chez tous les animaux; elle s'opère sous l'influence des fluides organiques, comme toutes les fonctions. Lorsque la nourriture contient des principes d'*hydrocarbures*, les chairs prennent un parfum plus ou moins agréable. Les *hydrosulfures* donnent des chairs d'un mauvais goût et puantes; les principes *azotés* leur communiquent une saveur infecte et ammoniacale; et tandis que les corps *insolubles minéraux* les rendent plus ou moins coriaces, les *aliments aqueux* développent les caractères lymphatiques.

Il existe, relativement à la saveur, trois espèces de chairs :

1re série : les *chairs parfumées*, qui sont agréables au goût ;

2me série : les *chairs insipides*, qui sont peu recherchées et qui réclament les forts condiments ;

3me série : et les *chairs fétides*, qui inspirent la répugnance.

Ces deux dernières séries peuvent être modifiées par le traitement des animaux.

Ainsi, l'on peut communiquer un parfum agréable à la chair des animaux, quels qu'ils soient, en leur donnant une nourriture modifiée, propre à développer ces effets ; nourriture qui reposera sur les plantes féculentes, les céréales, le pain et les foins mêlés de baies ou de plantes aromatiques et amères.

Les animaux auxquels on fait manger des herbages aqueux qui contiennent des parties sulfureuses, tels que les choux, ont des chairs flasques qui prennent une odeur d'hydrogène sulfuré ; ce que Boileau a caractérisé par les vers suivants :

Sur un lièvre flanqué de six poulets étiques,
S'élevaient trois lapins, animaux domestiques,
Qui, dès leur tendre enfance élevés dans Paris,
Sentaient encor le chou dont ils furent nourris.

Et plus loin :

. . . . Mangez; sur ma parole,
J'aime à voir aux lapins cette chair blanche et molle.

(*Le Repas*, satire de Boileau.)

Les chairs des *animaux anidoriens*, c'est-à-dire qui n'ont point de glandes odorantes, et celles des *animaux nidoriens adénisés* ne peuvent avoir, s'ils ont été soumis à la castration, que l'odeur que leur communiquent les aliments. C'est par l'absorption intestinale, qui se produit depuis l'estomac jusqu'au rectum, que les *sucs odorants* des aliments passent dans la circulation, qui répand leurs parties volatiles plus ou moins agréables ou fétides dans toutes les chairs. Les preuves certaines de ce fait nous sont fournies par les goëlands, les mouettes et les autres oiseaux d'eau ou de mer qui dévorent beaucoup de poissons. Ces oiseaux ont des chairs poisseuses, chargées d'une graisse huileuse et fadasse. Les poissons qu'ils avalent communiquent à leur viande leur odeur même, et l'on peut se rendre compte du goût fade des muscles et des parties grasses des oiseaux de mer par l'odeur de l'huile fraîche de poisson ; nous en avons fait souvent l'expérience. Ainsi, après avoir dit : *Telle nourriture, telle chair*, nous pouvons bien dire encore : *Telle nourriture, tel parfum*.

En sorte que les trois choses qui doivent intéresser les physiologistes et les zooculteurs, pour obtenir l'amélioration de la chair des animaux, l'hygiène des étables étant assurée, sont : Une nourriture appropriée d'engraissement et d'aromatisation;

La castration, qui enlève le goût de mâle;

Et l'adénisation, qui détruit le fumet, par l'ablation des glandes odorantes dont l'humeur infecte les chairs chez les animaux nidoriens.

De l'aversion et de l'habitude dans l'alimentation.

Si dès notre enfance l'on nous donnait comme aliment les chairs des animaux réputés immondes, nous les prendrions plus tard sans aucun dégoût. L'aversion que nous avons pour la chair de certaines espèces trouve sa source dans l'habitude de l'excellente chair des animaux de boucherie, ou celle de ceux consacrés par le temps à notre alimentation. Dès la plus haute antiquité, les hommes à l'état de tribus sauvages, dans les différentes régions de la terre, souvent pressés par la faim, lorsque les disettes des fruits se faisaient sentir, battaient les bois et suivaient les rivages en faisant une étude forcée de tous les animaux, comme nourriture; aussi l'usage de ceux que nous employons en aliments se perd-il dans la nuit des siècles.

L'aversion prend surtout sa cause dans l'aspect repoussant des animaux, dans la crainte qu'ils nous inspirent lorsque nous les croyons dangereux ou venimeux, dans la connaissance des aliments gâtés ou mauvais qu'ils recherchent, dans l'odeur infecte qu'ils ont naturellement.

La chair du rat, par exemple, cet animal anidorien comme le bœuf, et qui n'a pas plus que lui de glandes odorantes, est très belle et même excellente lorsqu'il a une nourriture convenable ; eh bien, si l'on servait dans un repas des rats parfaitement cuits par le meilleur des cuisiniers, tous les convives sortiraient de table. Pourquoi? parce que le rat recherche sa nourriture dans les égoûts et les immondices, parce que le rat, avec sa longue queue sèche, a un aspect qui déplaît; parce que l'on prétend que sa morsure est venimeuse; tout cela fait naître de l'aversion pour sa chair très délicate. Mais cultivons le rat en captivité, améliorons sa chair, donnons l'exemple, et bientôt cet animal sera accepté sur les tables comme le lapin.

La grenouille, qui est anidorienne, offre une chair certainement exquise; mais la forme de ce reptile, qui est à peu près celle du crapaud, animal nidorien, inspire une grande répugnance à certaines personnes qui deviendraient malades si on leur en faisait manger; il faut les plaindre, car c'est un mets précieux.

En 1849, étant à Vannes, dans le Morbihan, nous fûmes invité à une pêche aux grenouilles; nous en prîmes beaucoup, mais comme elles étaient d'un vert brun, elles ne nous parurent point de vraies grenouilles; cependant la membrane de l'oreille se gonflait d'air, c'était donc une variété. Nous en mangeâmes un assez grand nombre; elles étaient bonnes, mais pas aussi agréables que les grenouilles vertes. Nous ne sommes pas demeuré sous l'influence de l'habitude qui est de ne pas manger les animaux dont on n'est pas sûr. Ils inspirent de l'aversion. Pourquoi?

Les crapauds, avalés avec tant de joie par les canards, sont de pauvres souffre-douleurs que nous avons souvent disséqués, et dont la chair est d'une belle nature; le narcotisme au moyen du tabac, l'empalement et l'écrasement est le sort que leur réservent ceux qui les découvrent. Cependant ces animaux inoffensifs devraient être réhabilités pour leur précieuse habitude de se nourrir des insectes et des limaces qui infestent nos jardins; il en est de même des hérissons.

Les Cafres mangent de ces sauterelles qui voyagent par nuées à Port-Natal. Mon très regrettable ami Delegorgue, mort en retournant en Afrique, dont il voulait traverser le continent en partant du Sénégal, et qui est demeuré sept années chez les Cafres amazoulous et makatisses, à chasser les grands animaux, m'a affirmé en avoir été témoin et même avoir mangé de ce mets qui, disait-il, n'est ni bon ni mauvais. Dans les disettes les Cafres mangent donc les sauterelles; ils enlèvent la tête et les ailes à ces insectes, enfilent les corps dans de petites brochettes de bois, les grillent sur des charbons ardents et les croquent tout chauds. Si l'on voulait faire manger des sauterelles en France, on ne trouverait pas d'amateurs, par le seul fait que c'est une maigre pitance. Il est des personnes qui, par vaillantise, avalent tout crus des araignées, divers insectes, des limaçons, des souris avec la peau, etc. Il existait à Paris, il y a quelques années, un lithographe qui se donnait publiquement cette sale et ignoble alimentation. Voici une aberration qu'il faut condamner.

Il en est d'autres qui mangent cuits et préparés des serpents, des oiseaux de proie et de mer, des chiens et des chats, etc. M. Roehn, notre intrépide voyageur en Amérique et notre introducteur des lamas et des alpacas, m'a dit avoir mangé du singe dans les vallées du Chimborazo, et que la chair en était bonne. Mais ces derniers animaux inspirent de la répugnance à ceux qui habitent un pays riche en aliments de boucherie; pourquoi encore? parce que tout simplement ces animaux ne sont point cultivés.

Quoique l'habitude soit une seconde nature, il n'en est pas moins vrai que l'on a pu, dit-on, amener les populations en Allemagne, en Belgique, en Suisse et dans le Nord de l'Europe (à Vienne, en Autriche, il existerait déjà huit boucheries de cheval qui ne pourraient suffire à la consommation) à faire ouvertement usage de la chair de cheval que l'on a eu l'idée, vu le haut prix des viandes ordinaires de boucherie et la misère des classes pauvres, d'utiliser comme nourriture. En France, les nombreux repas d'Alfort, ceux faits dans toutes les grandes villes, ainsi que les essais particuliers et publics de M. Isidore

Geoffroy-Saint-Hilaire, qui nous a produit déja de si beaux ouvrages de philosophie naturelle, ont démontré que la viande du cheval reconnu sain est d'une bonne qualité nutritive.

Ici rendons hommage à l'initiative, au courage et à la bonne intention de M. Geoffroy-Saint-Hilaire pour ses tentatives et ses résultats d'appropriation à la nourriture de l'homme de la chair des jeunes chevaux sains, abattus pour cause de fracture ou d'accident. Il avait à lutter contre les préjugés; ces préjugés ont été vaincus par lui, et tout dépend actuellement de l'autorisation et des réglements administratifs; car après s'être assurés d'une nombreuse clientèle, des spéculateurs s'étaient présentés à l'autorité à l'effet de pouvoir ouvrir des boucheries et des restaurants pour y débiter de la chair crue ou cuite de cheval.

Les chairs de cheval et d'âne, animaux anidoriens, seraient succulentes si ces bêtes n'étaient point soumises dès leur jeunesse à la plus dure servitude, et si les fatigues outrées, les privations et les mauvais traitements ne leur rendaient point la chair coriace et de mauvaise qualité. Mais que faire de ceux de ces animaux qui ne peuvent être livrés à la boucherie que lorsqu'ils sont tombés dans un état d'épuisement ou de maladie qui fait naître le plus profond dégoût; de ceux-là rien, que des produits industriels.

Ce que nous venons de dire prouve jusqu'à l'évidence que les hommes se créent des habitudes par le choix quel qu'il soit des aliments animaux, et que, une fois ces habitudes prises, tous les aliments, provenant des autres espèces animales, font naître chez eux une aversion plus ou moins grande, et c'est bien malheureux; car toute chair est un produit qu'il serait bon d'employer. Mais il est prouvé maintenant, d'après les expériences précédentes, que cette aversion peut être facilement vaincue par l'exemple. Cependant les préjugés ne disparaîtront complètement et généralement, à l'égard de tous les animaux, que lorsqu'on les aura transformés par un traitement approprié et de la même manière que l'on a transfiguré le sanglier en cochon ordinaire, le mouflon en mouton et le bœuf sauvage en bœuf domestique.

Les aliments animaux se divisent pratiquement en trois séries :

1re série : les *aliments animaux usuels,* provenant d'espèces perfectionnées ou de boucherie;

2me série : *aliments animaux accidentels*, provenant d'espèces non perfectionnées ou de venaison;

3me série : *aliments animaux de disette*, provenant d'espèces plus ou moins répugnantes.

Les animaux des deux dernières séries, par la culture, pourraient dans un grand nombre de cas s'élever à une série supérieure. Cela dépend du travail du zooculteur; car tous peuvent être modifiés et améliorés par la nourriture perfectionnée, les bons soins et le retranchement de certains organes.

De l'unité de viande comme nourriture.

Ce serait une grave erreur d'admettre que l'on dût faire reposer l'alimentation des hommes sur une seule espèce animale, comme le bœuf, par exemple. Il est des agriculteurs qui pensent que le bœuf sera toujours le pivot de l'agriculture, par le travail sûr qu'il exécute, par l'engrais qu'il donne et par la chair qu'il produit ; mais cela est une appréciation *toute locale* et peu philosophique ; car sans parler des moteurs industriels qui pourraient faire le travail des animaux, il est des pays où le chameau, l'âne, le cheval, etc., remplacent cet animal, et si le bœuf, à cause de sa force et de sa patience, a été le plus généralement utilisé pour remuer la terre et tracer les sillons, il ne s'ensuit pas qu'il doit être le seul animal agricole du globe terrestre. L'agriculture est complexe par ses détails ; elle s'étend à tous les continents dont le sol est divisé en vallées, en montagnes, en plaines ; en forêts et en terrains fertiles, sablonneux, pierreux, marécageux et submergés. Elle demande donc une infinité d'animaux pour satisfaire à ses besoins ; car elle produit dans ses chantiers, ses fermes, ses étables et ses usines, etc., une grande quantité de débris, de détritus, de résidus et de substances pouvant servir d'aliments aux animaux qui, eux-mêmes, tout en se développant, en transforment une partie en fumier. En dehors des substances industrielles, des graines féculentes et des végétaux propres à l'alimentation de l'homme, l'agriculture a pour mission de produire les aliments des animaux, puisque sans eux la zooculture serait impossible. Les animaux ne donnent pas seulement leur chair, mais des laines, des cuirs, de la corne, des fourrures, des plumes, des essences, et une infinité de produits qui sont consommés dans l'alimentation, l'industrie, les arts, la toilette et la médecine; ainsi ils transforment leur nourriture en produits de première nécessité.

D'ailleurs les hommes qui ne se nourriraient que d'un seul aliment finiraient par s'en fatiguer, et dépériraient infailliblement dans leur race, ce qui arrive à certaines peuplades misérables.

D'après nous, du *grand fait physiologique* reconnu, que les hommes sont *omnivores*, découle le *grand fait philosophique* suivant, savoir : la conservation par la zooculture d'un nombre considérable d'espèces qui disparaîtraient certainement si la nature n'avait point fourni et prévu ce *motif puissant* qui viendra tempérer, par *l'égoïsme de l'alimentation*, l'instinct de destruction irréfléchi qui existe chez les races humaines, et qui se montre sans cesse à mesure qu'elles se multiplient et qu'elles colonisent les différentes régions du globe; instinct de destruction dont l'activité sera également modérée par les besoins industriels.

Il faut bien le dire : les espèces qui ne seront point utiles à l'alimentation permanente, appartiendront à l'alimentation accidentelle et de disette, d'autres seront des animaux d'agrément, enfin, celles qui ne pourront servir aux usages que nous venons de citer seront conservées pour la science et l'industrie, et cela est si important que dans notre conscience nous n'admettons la destruction complète d'aucune espèce.

L'homme doit être protecteur absolu dans sa puissance incalculable, et conservateur dévoué sur cette terre qu'il lui a été donné d'habiter pour en faire, en l'aménageant, son jardin des délices, jardin somptueux qui s'étendra d'un pôle à l'autre lorsqu'il l'aura décrété.

L'unité de viande est donc le fait de la vie patriarcale, errante, temporaire ou de guerre, tandis que la *pluralité de viande,* comme nourriture, est celui de la vie civilisée et administrative.

Influence de l'adénisation sur le caractère et la santé des animaux.

Généralement les animaux à glandes nidoriennes sont excessivement sauvages, la plupart des mammifères nidoriens sont même très cruels, et tandis qu'ils se plient difficilement à la domestication, les animaux anidoriens se dressent sans peine, et se familiarisent vite avec l'homme et les animaux paisibles déjà domestiqués; est-ce dû à leur organisation cérébrale? C'est évident.

Envisagés d'une manière générale, les animaux possèdent une grande mémoire des objets et des faits qui intéressent leur individualité, cela prouve que leurs perceptions ne sont point bornées; en effet, leur intelligence est servie par des sens supérieurs à ceux de l'espèce humaine, et si leur goût est émoussé, leur vue, leur oreille, leur odorat, sont d'une perfection particulière; ils ont des instincts, de hauts sentiments, des réflexions, et même un jugement infaillible sur leurs relations; ils ont des vices et des vertus; ils ont encore des rêves qui prouvent leur imagination; ils montrent leur aptitude aux arts par les constructions adroites qu'ils exécutent et les modulations de leur voix; leur intelligence, que l'on pourrait croire purement au présent et au jour le jour, car sans enregistrement, sans parole et sans moyens d'exécution, ils ne semblent être que contemplatifs sur les faits restreints qui les entourent, est sans cesse en activité; ils ont aussi des désirs, ce qui indique qu'ils se rappellent leurs plaisirs et leurs peines; ils connaissent l'heure des migrations; ils savent retrouver les lieux qui les ont vu naître; ils ont la mémoire des individus, des actions, des faits et des contrées; ils ont donc des réflexions sûres et complètes. La mémoire leur sert à reconnaître la forme de leurs semblables, ainsi que l'odeur de leurs congénères; dans la vie de parcours ils considèrent comme proie ou comme ennemi tout animal qui ne présente point la même forme et le même fumet que leur espèce.

L'*odeur*, plus que la forme, est le lien des rapports des animaux entre eux dans l'état sauvage et de liberté; il suffit à l'homme de donner l'impression de sa sueur ammoniacale à un jeune animal pour qu'il en soit suivi et n'en soit jamais abandonné.

En enlevant aux espèces nidoriennes les glandes odorantes, les velléités de la vie errante ne seront point diminuées, puisqu'elles prennent leur source dans les besoins de l'alimentation. En effet, les migrations des diverses espèces sont dues à la disette de nourriture dans les lieux ordinaires de leurs stations. De même que les habitudes, le caractère des animaux n'en sera point amélioré, car nous avons enlevé les glandes nidoriennes à des coqs qui, quoique adénisés, étaient pleins d'une colère tragique pour les personnes qui les approchaient, et nous-même nous avons failli en être victime.

L'adénisation a pour but principal *l'amélioration de la chair des animaux;* voilà tout. Ce n'est point un fait de domestication. Cette opération n'ayant aucune influence sur les habitudes, sur les instincts d'attaque et de défense, sur la timidité, sur la douceur des animaux et sur la stérilité des sexes. La cruauté des animaux, comme toutes les autres impulsions cérébrales, ne sera point modifiée par l'ablation des appareils nidoriens. Pour domestiquer un animal, il faut donc savoir tirer parti de ses sentiments et de son instinct de sociabilité.

En enlevant l'appareil nidorien on sera seulement en rapport avec des animaux qui n'auront plus de fétidité. Cependant, devons-nous craindre que *certains individus soient affectés de miséozootie ou de haine pour leurs semblables?*

Les animaux *adénisés* de père en fils finiront peut-être par produire des sujets avec absence congéniale de l'appareil nidorien; cela est à vérifier.

Si l'adénisation semble ne pas devoir modifier le caractère des espèces animales, il n'en est pas de même de leur santé. L'opération en elle-même nous a paru jusqu'à présent ne point influencer les animaux qui y sont soumis; ils mangent aussitôt l'opération faite, n'ont aucune fièvre et les plaies sont promptement guéries. Mais l'adénisation les met à l'abri des maladies de l'appareil nidorien, dont les conduits s'engorgent toujours au moment où ils prennent de la force. De quatre à douze mois il est ordinaire de voir naître chez les animaux nidoriens une fièvre que nous nommons *fièvre nidorienne,* résultant de l'engorgement des conduits et du réservoir de même nom; dans la vieillesse on observe très souvent l'obstruction de ces conduits. Les oiseaux aussi sont sujets à l'obstruction inflammatoire des conduits excréteurs nidoriens, sous le nom de *bouton,* maladie caractérisée par l'inflammation du *tubercule nidorien.* Ainsi, l'adénisation sera un préservatif assuré contre la *fièvre nidorienne,* qui est produite par la résorption de l'humeur odorante altérée, et contre les autres maladies de l'appareil nidorien.

Les animaux anidoriens.

Ce que nous allons exposer est bien fait pour intéresser les physiologistes; en effet, en examinant les diverses progressions spécifiques des animaux, la première qui frappa notre pensée, sous le rapport animal, fut la progression des espèces humaines. Les hommes de quelqu'espèce qu'ils soient, avons-nous dit, sont-ils anidoriens ou nidoriens, c'est-à-dire sont-ils oui ou non dans les conditions des animaux nidoriens, qui sont plus ou moins musqués ou plus ou moins fétides; sont-ils, enfin, pourvus de glandes nidoriennes ou odòrantes, *conglomérées* ou *disséminées* dans les muqueuses. Nos investigations anatomiques nous ont prouvé que, à quelqu'espèce qu'ils appartiennent, ils sont complètement anidoriens, ils ne présentent donc dans aucune région de leur corps d'*appareil de nidoration* ou de système de glandes ayant des réservoirs ou des conduits excréteurs laissant s'écouler une *humeur odorante particulière.*

Les lacunes muqueuses de Haller, ou cryptes muqueux de Bichat, qui lubréfient la membrane de la vulve chez la femme, et qui existent surtout à la partie supérieure de cette membrane;

Les follicules muqueux qui sont en plus grande quantité près de la couronne du gland et près du frein chez l'homme;

Les follicules de la membrane muqueuse du rectum ne constituent point des *grains glanduleux nidoriens disséminés;* ce ne sont point des appareils de nidoration.

Les odeurs plus ou moins fétides qui s'échappent chez l'homme et la femme des parties chaudes et enveloppées, comme le prépuce, la vulve, l'anus, les aisselles, les pieds, le cuir chevelu, ne sont produites que par l'altération et la putréfaction des mucus et des sueurs, et résultent de l'absence de propreté.

Les hommes des diverses espèces humaines demeureront anidoriens ; ils sont seulement *hémorrhoïdaires.*

Les diverses progressions spécifiques des singes sont composées d'une foule d'espèces qui paraissent être dépourvues de glandes nidoriennes; les singes seront donc considérés, jusqu'à ce que des dissections spéciales nous démontrent le contraire, comme des animaux anidoriens.

Pour citer quelques exemples d'animaux qui n'ont point d'appareil de nidoration, nous indiquerons le bœuf, le cochon, le mouton, l'âne, le rat, le lapin, le cheval, qui sont, comme nous nous en sommes assuré par des dissections aux abattoirs de Paris, des *animaux anidoriens.*

Cependant, le cheval et les autres solipèdes ont à la partie interne des jambes une exsudation qui correspond peut-être au pouce des autres animaux, et qui tient le milieu par sa consistance entre la corne et le mucus durci; c'est ce que l'on nomme la châtaigne. Cette châtaigne, dont les chiens sont très friands, présente une odeur légère de musc. Il est probable qu'il existe en cet endroit chez le cheval des cryptes nidoriens disséminés; mais cette exsudation n'a aucune influence sur le parfum des chairs de cet animal que l'on pourra considérer comme un ambigu-nidorien, c'est-à-dire, tenant des nidoriens et des anidoriens; au reste, on peut très bien enlever cette châtaigne.

Beaucoup d'animaux doivent rentrer dans la série des anidoriens, bien que leur sueur insensible soit plus ou moins infecte et produise, comme l'humeur du sexe, des émanations qui jouent le rôle de fumet. Cette partie de la physiologie étant toute à étudier, nous ne pouvons que continuer les dissections pour arriver à une liste exacte des animaux qui sont privés des glandes odorantes.

Quoi qu'il en soit, lorsqu'un animal est anidorien, ce fait établit une preuve incontestable de la haute valeur comestible de sa chair.

Animaux nidoriens qui ne doivent point être adénisés.

Les animaux nidoriens qui doivent être respectés en domesticité ou non par les *adénisateurs*, sont ceux dont les appareils de nidoration fournissent des produits onctueux et odorants, qui peuvent être utilisés par l'industrie, la médecine ou la science, tels sont les castors, les civettes et les chevrotains. Le castoréum, le musc de civette et le musc sont les produits de l'appareil nidorien de ces animaux. L'odeur de ces sécrétions est si agréable qu'elles ont été employées de tout temps en parfumerie. Ainsi, bien des poudres, des vinaigres, des savons, des pommades, des opiats, des pastilles fumantes, des cosmétiques, ont été aromatisés avec ces essences animales. Le castoréum et le musc, prescrits en médecine avec beaucoup d'avantage comme antispasmodiques, sont de puissants médicaments; aussi ces substances sont-elles d'un prix très élevé, et si leur qualité est d'une difficile expertise, cela tient à leur odeur forte et pénétrante; elles fournissent au commerce un large moyen de spéculation, et nous sont souvent présentées à l'état de sophistication.

Le castor, *castor fiber*, du Nord-Amérique, a les poches ou réservoirs nidoriens près du prépuce; ces poches sont munies de glandes qui sécrétent l'humeur épaisse et odorante que l'on appelle castoréum.

La civette, *viverra civetta*, d'Afrique, a une poche nidorienne profonde divisée en deux loges, située entre l'anus et l'organe de la génération. Les loges sont remplies d'une sorte d'humeur épaisse ayant une odeur musquée très intense. Cette humeur, formée de mucus onctueux et odorant, est produite par des glandes qui tiennent à la poche ou réservoir nidorien.

Le musc, *moschus moschiferus*, est un chevrotain du Tibet ou du Tunquin, dont le mâle porte, en avant du prépuce, une poche nidorienne qui se remplit, sous l'influence

3*

de glandes spéciales, d'une humeur muqueuse odorante que le commerce vend sous le nom de musc.

Ces espèces, d'une grande importance commerciale par les essences précieuses qu'elles fournissent à la parfumerie et à la médecine, et qui demanderaient à être domestiquées et cultivées, pour leurs produits, par les écoles et les fermes d'acclimatation, sont malheureusement toujours sacrifiées par les chasseurs, dans le but de la simple et unique récolte des poches qui contiennent l'humeur odorante.

Il serait si facile en domesticité, par des *pressions* douces et intelligentes, peut-être par des injections alcooliques, d'extraire le principe odorant des réservoirs nidoriens de ces animaux, que nous ne comprenons pas toutes ces fusillades et ces tueries ; ils finiront par disparaître complétement si la civilisation ne les prend pas sous sa sage protection.

Les castors, les civettes et les chevrotains, s'ils peuvent donner en domesticité les produits odorants dont nous avons parlé, ne devront donc point être adénisés.

Ces animaux seront *pressés* à des époques que l'on reconnaîtra bientôt pour les plus favorables à la récolte du musc.

Si, par une cause particulière, on était dans la nécessité de les réformer comme animaux de produits industriels et que l'on put parvenir à obtenir par un traitement convenable leur comestibilisation, avant le commencement du traitement ils devraient être adénisés.

Ainsi les animaux nidoriens utiles par leurs produits odorants devront être seulement adénisés pour être livrés à la boucherie lorsqu'ils deviendront, soit par l'âge ou par une autre cause, animaux de réforme. Il est d'autres animaux qui peuvent fournir des essences animales et qui devront être étudiés à cette fin. Quant à ceux dont nous venons de parler, leur nourriture habituelle devra être constatée dans l'estomac des individus que l'on tuera à l'état sauvage, de manière à pouvoir leur donner en domesticité celle qui serait utile à la production de leur musc.

Les animaux nidoriens.

Nous avons vu que les animaux nidoriens sont pourvus de glandes particulières qui distillent ou sécrétent une humeur odorante agréable ou fétide, situées ordinairement près du prépuce, de la vulve ou de l'anus, bien que quelques animaux les possèdent, comme les pécaris, sur une autre partie du corps.

Les animaux nidoriens, très nombreux, sont donc tous pénétrés d'une odeur fade, musquée, ou plus ou moins ammoniacale.

En étudiant les diverses progressions spécifiques des vertébrés, nous avons constaté ce grand nombre d'animaux nidoriens dont nous allons signaler quelques-uns à l'attention de ceux qui voudraient devenir adénisateurs.

Les carnassiers insectivores fournissent, comme animal nidorien, le desman ou rat musqué de Russie ; son odeur vient d'une humeur sécrétée dans de petits follicules situés sous la queue.

Carnassiers plantigrades : les blaireaux, animaux nidoriens, ont une poche sous la queue d'où suinte une humeur grasse et fétide.

Les gloutons ont, au lieu de poche, un pli muqueux nidorien situé sous la queue.

Carnassiers digitigrades : les martes ; il est probable, bien que nous ne l'ayons pas vérifié, que toutes les espèces de la progression spécifique des martes sont nidoriennes, tels sont : les putois, l'hermine, les belettes, les mouffètes, le télagon de Java, etc.

Les chiens : le chien domestique présente des glandes nidoriennes et des réservoirs nidoriens ; il est probable que les loups, les renards, le chien-hyène du Cap, sont aussi des animaux nidoriens.

Les hyènes ont une poche à glandes nidoriennes au-dessous de l'anus.

Les civettes ont près de l'anus une poche plus ou moins profonde dans laquelle des glandes sécrètent une humeur odorante.

Les genettes ont une dépression nidorienne formée par la saillie des glandes.

Les suricates ont des poches qui s'ouvrent dans l'anus.

Les chats : nous n'avons vérifié que le chat domestique ; il a deux poches glanduleuses sous le rectum, s'ouvrant de chaque côté à la marge de l'anus. Il est probable que le lion, le tigre, le jaguar, la panthère, le léopard, le couguar, le chat-cervier, le caracal, l'ocelot, etc., sont comme le chat des animaux nidoriens. Voici des espèces de haute-taille dont on pourrait très bien, par un traitement convenable, faire d'excellente viande qui fournirait des mets délicieux et de luxe très recherchés ; les soldats chasseurs ne s'en privent point en Algérie.

Marsupiaux : les sarigues sont des animaux très fétides, mais nous manquons de renseignements sur leurs caractères nidoriens.

Les phalangers, dont on mange la chair, sont dans le même cas; voici encore des animaux que l'on peut singulièrement modifier par un traitement approprié et l'adénisation; leurs caractères nidoriens nous sont inconnus.

Nous passons en quelque sorte sous silence des animaux très importants, et dont la chair est bonne, les kanguroos et les animaux voisins, ne connaissant point leurs caractères nidoriens.

Il est des rongeurs anidoriens et des rongeurs nidoriens : le lapin et le lièvre sont anidoriens; le castor est nidorien; cette grande progression des rongeurs est encore toute à étudier, sous le rapport des caractères de nidoration; cette étude est très importante, car cette série peut donner des animaux très précieux comme viande de table.

Les édentés fournissent des animaux dont nous ne connaissons point les caractères de nidoration ; seulement nous savons que l'on mange la chair de l'oryctérope du Cap.

Les pachydermes fournissent des animaux dont on mange la chair ; les uns sont anidoriens, les autres nidoriens. Ce sont les plus grands animaux de la création ; l'éléphant, l'hippopotame, les sangliers, les pécaris (ces derniers animaux sont nidoriens et présentent sur les lombes une ouverture glanduleuse d'où sort une humeur fétide). Les rhinocéros, les damans, les tapirs ; ces espèces, généralement de haute taille, et dont on mange déjà la chair, peuvent, par un traitement convenable, devenir comestibles et entrer bientôt dans l'alimentation ordinaire sur leur sol natal.

Les solipèdes, probablement anidoriens, comme le cheval, offrent les mêmes avantages que les précédents.

La grande progression spécifique des ruminants, qui donnent presque tous d'excellente chair, est constituée par des animaux anidoriens pour la plupart ; mais il en est de nidoriens qui pourront être adénisés ; tous peuvent être améliorés.

Pour terminer cette énumération suffisante à établir l'utilité de l'adénisation, nous dirons que les diverses progressions spécifiques des oiseaux qui fournissent de si bon gibier, sont composées d'espèces munies de glandes nidoriennes. Les oiseaux, en général, réclament donc l'adénisation, et pour ne citer qu'un exemple, les canards dont la chair est souillée d'un goût de musc souvent infect, seront singulièrement améliorés par cette opération. Les oiseaux portent deux glandes nidoriennes au-dessus et à la base de la queue, où se trouve sur la ligne médiane une petite éminence charnue, contenant les conduits excréteurs nidoriens ; c'est cette éminence que nous appelons *tubercule nidorien.*

Bien que concluantes pour démontrer les avantages de l'adénisation, les citations précédentes sont très incomplètes ; nous ne pouvions guère entrer dans de plus grands détails à cause du cadre restreint de cette publication et donner plus d'explications avec nos éléments de travail ou le petit nombre d'animaux que nous avons pu livrer à nos investigations.

C'est à ceux des physiologistes des différents pays qui deviendront adénisateurs à nous faire parvenir leurs dessins, leurs notes, leurs résultats, afin que nous puissions, en citant leurs mémoires dans nos ouvrages, établir les deux listes certaines des animaux anidoriens et nidoriens.

De l'adénisation.

Les premiers grands animaux que les hommes ont appropriés à leur nourriture ou à leurs besoins, furent des *espèces anidoriennes.* Le bœuf, le mouton, le sanglier, le cheval et l'âne, furent domestiqués dès la plus haute antiquité. Quoique ce fait soit des plus remarquables, ce n'est pas à dire pour cela que les premiers patriarches aient étudié les *phénomènes de nidoration;* ils ont tout simplement domestiqué les herbivores, qui sont des animaux paisibles, doués d'une grande force et peu voyageurs; au reste, ils ne se sont point trompés dans leur choix, la pratique des siècles l'a suffisamment démontré.

Maintenant, nous avons à nous assujettir par région, dans le but de continuer ou de perpétuer les splendeurs de la nature, dans l'intérêt de nos plaisirs, de nos parures, de la science, et de notre amour du beau et de l'extraordinaire, bien aussi de nos besoins et de la variété de nos aliments, tous les animaux qui vivent encore sur les continents divers.

Les animaux anidoriens auront seulement besoin, pour *refaire leur chair,* d'une nourriture appropriée, perfectionnée, et d'une stabulation plus ou moins permanente.

Mais les animaux nidoriens, qui sont infectés de l'humeur résorbée de leur appareil de nidoration, devront être soumis à l'adénisation.

L'adénisation est une opération sanglante, dans laquelle on enlève, par une dissection adroite, variable suivant les animaux, et pratiquée à l'aide d'un petit bistouri ou de ciseaux courbes, l'appareil nidorien, composé d'une glande, d'un réservoir et d'un conduit excréteur, lorsque cet appareil est le plus compliqué.

D'après nos études et nos dissections, nous pouvons affirmer qu'il existe trois séries de glandes nidoriennes : les *isolées,* les *chatonnées* et les *folliculaires.*

Les *isolées*, situées au milieu du tissu cellulaire graisseux, sont séparées du sac nidorien par leur conduit propre, que nous nommons *conduit adénal*. Elles sont formées de grains glanduleux conglomérés et réunis par un tissu cellulaire particulier peu résistant.

Les *chatonnées* sont ordinairement situées sous la membrane muqueuse du sac ou réservoir nidorien; ici le *conduit adénal*, très court, ombiliqué, s'ouvre à la surface de la muqueuse. Ces glandes multiples et espacées sur la paroi du réservoir sont plus petites que les glandes isolées, et sont conglomérées comme elles.

Les *folliculaires* sont de petites bourses ou des grains glanduleux disséminés dans l'épaisseur d'une muqueuse; leurs orifices excréteurs s'ouvrent à la surface de cette muqueuse nidorienne.

Le réceptacle de l'humeur odorante que distillent ces glandes peut recevoir les noms de *sac*, de *bourse*, de *poche*, de *vésicule*, de *réservoir*, de *pli*, de *dépression de surface*, suivant sa disposition anatomique. C'est dans l'intérieur du réservoir nidorien, où s'épaissit et devient onctueuse la liqueur odorante sécrétée par les glandes nidoriennes, soit par évaporation lente, soit par résorption capillaire.

Le réservoir nidorien, sorte de vésicule de dépôt, affecte plusieurs formes : globulaire chez le chien, il est chez le chat en forme de poire; quelquefois ce n'est qu'un simple pli muqueux, une dépression. Chez certains animaux il est très vaste, chez d'autres très rétréci; enfin, il est formé de deux membranes, dont l'une est mu queuse, l'autre cellulo-fibreuse.

Du *réservoir nidorien* part un conduit plus ou moins long, quelquefois tellement rudimentaire que le réservoir s'ouvre à la surface d'excrétion; ce conduit est le *conduit excréteur nidorien.*

La diversité anatomique des appareils nidoriens, qui varient suivant les progressions animales dans leur étendue, leur forme, leur disposition, leur situation, leurs rapports, demande de la part des physiologistes adénisateurs, des recherches qui seront le sujet et la matière de dessins très utiles et de descriptions fort intéressantes.

Lorsque l'on soumettra un animal à l'adénisation, il sera utile de l'attacher solidement et de le faire tenir, car les parties où siégent les appareils nidoriens sont très sensibles aux instruments tranchants, et l'on fera bien de l'éthériser, ce qui n'empêchera pas de l'attacher, si l'on a affaire à une grande espèce toujours dangereuse par sa force, sa colère et ses armes. Avec les moyens qu'offre la science, l'adénisateur peut dominer les plus grands animaux; aussi espérons-nous que de chaque région des continents nous aurons de bonnes nouvelles et des avis des adénisateurs sur les résultats obtenus.

Pour pratiquer l'adénisation sur un animal vivant, d'abord il est nécessaire de faire l'anatomie de l'appareil nidorien sur le cadavre d'un animal de son espèce. Lorsque l'appareil sera complètement isolé et nettoyé du tissu cellulaire environnant, on le dessinera de plusieurs côtés en conservant ses rapports avec la peau, le rectum ou les organes où il siégera. Puis on fera une section simple et franche au réservoir et à la glande, et on en dessinera l'intérieur. On pourra passer des stylets déliés dans les conduits pour s'assurer de leur direction.

Après avoir pris connaissance de l'anatomie de l'appareil nidorien, on pourra pratiquer l'adénisation avec succès sur l'animal vivant.

Pour pratiquer cette opération, on fera à la peau, à l'aide du bistouri, une section proportionnelle à l'importance de l'appareil. Cette section pourra être en ligne droite, en V obtus ou ovalaire suivant les espèces à adéniser; on coupera peu à peu en épongeant le sang et en liant s'il le fallait les vaisseaux. Lorsque la glande sera découverte ainsi que le réservoir, on les saisira à la pince à disséquer et on les excisera avec les ciseaux, en commençant par la partie qui donne naissance au conduit excréteur, et en prenant soin de ne point intéresser le rectum ou les organes voisins, on ne s'occupera pas des conduits excréteurs; mais il est bien utile d'enlever toute la glande et tout le réservoir, car il pourrait se faire que la glande se reformât, plus petite, il est vrai, d'une de ses parties, ce qui nous est arrivé chez un gallinacé; quant au réservoir, si on en laissait une partie, le peu d'humeur nidorienne qui y séjournerait pourrait rendre incomplète l'opération.

Les instruments et les objets qui sont utiles pour pratiquer l'adénisation sont un excellent bistouri droit, de trois à quatre centimètres de tranchant, peu large et pointu, une paire de ciseaux courbes sur le plat, une pince à disséquer dentée, une érigne, des aiguilles courbes à ligature, une éponge, des épingles à suture entortillée, et du fil ciré.

Dans beaucoup de cas, il est bon d'abandonner la plaie à elle-même; dans d'autres, on pratiquera à l'aide d'épingles et de fils une suture entortillée, et l'on pourra faire tous les jours des lavages et des pansements. Mais chez les animaux, quand on le peut, il est préférable de laisser les plaies béantes et sans appareil.

L'adénisation doit non-seulement être appliquée aux *animaux comestibles*, mais aussi à ceux *d'agrément,* pour les priver de leur mauvaise odeur; il en est de même de tous *animaux captifs*, qui meurent très souvent de la *fièvre nidorienne.*

L'adénisation est donc une opération chirurgicale, appelée à rendre les plus importants services, à la philosophie, par la protection que les zooculteurs accorderont aux espèces adénisées, et à la physiologie, par les études nouvelles et les recherches nombreuses auxquelles on va se livrer de toutes parts.

Relation de la première adénisation pratiquée sur un animal vivant.

Le 30 avril 1858, à une heure et demie, *nous avons pratiqué seul la première adénisation sur un animal vivant*, ayant choisi de préférence, pour honorer notre pays et consacrer notre belle conquête physiologique, l'oiseau vigilant et courageux dont l'effigie, représentant la patrie pour nos pères, leur tint lieu de bannière, et conduisit leurs cohortes victorieuses jusque dans l'enceinte romaine, où ils plantèrent leur coq gaulois.

Le premier fait d'adénisation sur les *animaux vivants* a donc été obtenu par nous sur *phasianus gallus*. Ce coq, d'un blanc irréprochable, magnifique par la fierté de sa prestance, de la plus haute taille, âgé de six mois, sans ergots, ayant les plumes de la queue et des ailes imparfaites, a été élevé par une vieille dame dans une chambre étroite; d'une irritabilité peu commune, il ne pouvait supporter la présence des hommes, sur lesquels il se jetait inopinément avec la plus grande fureur, et ce n'était qu'à l'aide d'un bâton que l'on pouvait se garantir de son bec et de ses pattes, et encore de ses puissants coups d'ailes qu'il donnait à la manière des oiseaux de proie; il s'enlevait à près de deux mètres de hauteur, animé d'une colère sans égale en s'élançant à la figure de l'arrivant.

Chez les oiseaux, les glandes nidoriennes sont placées à la base et à la partie dorsale de la queue, une glande étant située de chaque côté de la ligne médiane, où les conduits excréteurs des deux glandes se terminent au sommet du petit tubercule nidorien qui fait saillie sous la peau en cet endroit.

Pour pratiquer l'adénisation chez le coq, il nous a fallu faire de chaque côté, à partir du tubercule nidorien, une incision d'un centimètre, allant en avant et un peu obliquement en dehors dans la direction même des glandes. La peau une fois incisée, les glandes nidoriennes, dont le tissu est jaune, sont apparues par les plaies; nous les avons isolé en peignant avec la pointe du bistouri, puis nous les enlevâmes à l'aide de la pince à disséquer et des ciseaux courbes. Cette opération, qui ne manque point de délicatesse, a donné peu de sang, que nous avons asséché tout simplement avec un petit linge.

Préalablement, nous avions attaché l'animal par les cuisses et les ailes, et les cordes étaient fixées à des clous; une personne maintenait le corps d'une main, et le cou de l'autre; ainsi étendu sur une table, l'opération a été faite en quelques secondes; aussitôt finie, le coq a été mis en cage, où il a mangé immédiatement, et ne s'est point occupé de ses blessures. Le sixième jour, nous avons visité les deux plaies : il y existait deux croûtes brunes sèches; et le dixième jour, tout était guéri. L'animal n'a point été malade; il a constamment mangé, et chanté à ses heures à en étourdir un perroquet. Pour le placer dans les plus mauvaises conditions d'alimentation, ce *coq adénisé* a mangé du pain, du blé, de l'orge, de l'avoine, des *féverolles concassées, une grande quantité d'asticots, de la chair crue de chat domestique, des petits poissons d'eau douce crus et entiers, des poissons cuits*. Nous lui avons donné du *mâchefer* en petits fragments, pour remplacer les graviers triturateurs; dès le second jour, il le rendait en *pâte noire* dans ses excréments.

Trois mois après l'opération, nous le mangeâmes, à l'effet de constater si sa chair était de bonne qualité; nous la trouvâmes délicieuse et exempte de tout mauvais goût. Nous avons également mangé la queue, qui n'avait aucune saveur musquée; il en sera de même de tous les animaux adénisés; mais on doit toujours leur donner une excellente nourriture, au lieu de faire, comme dans le cas présent, des essais contraires.

Anatomie de l'appareil nidorien du chat domestique donné comme type d'étude.

Le 1er mai 1858, nous avons disséqué *felis catus*, chat mâle de la variété la plus forte. Nous avons découvert chez ce chat, à la partie inférieure du rectum, près de l'anus, deux réservoirs nidoriens particuliers, ovoïdes ou plutôt en forme de poire, d'un centimètre et demi de longueur, séparés l'un de l'autre par du tissu cellulaire graisseux, ayant chacun un conduit excréteur qui vient s'ouvrir sur le côté correspondant de la partie latérale de la marge de l'anus.

Ces réservoirs nidoriens, d'un tissu cellulo-fibreux un peu jaunâtre, sont oblongs; leur grand axe est dirigé en avant et un peu en dehors; ils appuient sur les muscles éjaculateurs; ils contiennent chacun près d'un centimètre cube d'une liqueur très odorante, claire, jaunâtre, nous pouvons dire très fétide, dont le dépôt est une espèce de poix onctueuse, albumineuse, tirant aussi sur le jaune, ayant une odeur concentrée de chat plus forte que celle de la partie liquide, qui se rapproche, par le caractère odorant, des essences fétides ammoniacales. Il existe peut-être 0,30 de matière onctueuse plus épaisse dans chaque vésicule ou réservoir nidorien.

Le réservoir, indépendamment de sa membrane cellulo-fibreuse dont nous avons parlé, est aussi muni d'une membrane muqueuse propre, d'un aspect lisse et assez dense; c'est à la surface de cette membrane que s'ouvre le conduit adénal de chaque petite glande nidorienne, chatonnée sous la muqueuse et formée de grains glanduleux conglomérés. Nous avons compté, dans un seul réservoir nidorien, jusqu'à sept glandes chatonnées, séparées par des intervalles à peu près égaux; elles sont de la grosseur d'un fort grain de blé; à leur centre, sur la muqueuse qui les recouvre, se voit une petite ouverture ombiliquée, orifice du conduit adénal, dont nous avons fait sortir du liquide fétide.

De chaque côté de la marge de l'anus, l'humeur nidorienne sort par un *canalicule excréteur*, c'est le conduit excréteur nidorien, dont nous trouvâmes l'orifice en faisant sortir de ce liquide du réservoir; nous avons pu et dû y introduire un stylet d'argent très délié, pour constater le fait sérieusement.

Le liquide nidorien, d'après cette disposition anatomique, doit s'échapper par la pression des excréments et par l'action du sphincter de l'anus dans les moments d'émotion, de surprise ou de frayeur de l'animal.

En disséquant l'appareil nidorien du chat, lorsque l'on ouvre les poches nidoriennes, on est réellement infecté par l'odeur qui s'exhale du liquide contenu dans ces réservoirs, et rien ne peut exprimer cette infection. Jugez ce que doit être la chair de cet *animal*, sans cesse enveloppé d'une *atmosphère nidorienne nauséabonde*, qui se parfume, s'aromatise, et mieux se *nidore* sans cesse de cette humeur fétide en se léchant.

Lorsque l'on a mangé de l'ail, par exemple, les diverses excrétions sentent l'ail, ce qui prouve que tous les tissus ont été souillés de son odeur. Il en est de même de l'humeur odorante, chez les animaux nidoriens, qui, soit par la résorption, soit par l'ingestion dans l'estomac, pénètre la masse du sang qui porte son odeur pénétrante dans la profondeur des tissus et infecte les parenchymes, les chairs et les organes.

Le même phénomène d'infection se produit avec des caractères d'espèces, lorsque les animaux et l'homme respirent les différents miasmes, ou ingèrent les divers aliments à l'état de putréfaction.

Pour adéniser le chat vivant, il est nécessaire de l'éthériser, de l'attacher ou de l'enfermer en partie dans un sac de cuir, car il aurait raison de l'adénisateur à l'aide de ses griffes et de ses dents. Indépendamment de cela, un aide le maintiendra ; l'ayant couché sur le dos, on pratiquera au-dessous de l'anus une incision transversale, de deux à trois centimètres, à l'aide du bistouri et de la pince à disséquer, car la peau résiste généralement chez les animaux ; préalablement on devra enlever les poils, s'ils gênaient l'opérateur. Par une dissection prudente, on découvrira les réservoirs nidoriens, que l'on reconnaîtra à leur forme globulaire et à leur couleur jaunâtre ; on les saisira à l'aide de la pince à disséquer à mors dentés, et on les enlèvera avec les ciseaux, en commençant par la partie qui correspond au conduit excréteur nidorien, et en prenant garde de ne point intéresser le rectum, qu'ils avoisinent, et de bien exciser la totalité des réservoirs ; puis on abandonnera la plaie à elle-même.

Lorsque les excrétions auront débarrassé l'économie des principes de nidoration qui la pénètre, ce qui arrivera bientôt, cet animal d'agrément, adénisé, sera complétement désinfecté ; et si on lui donnait alors une nourriture à peu près végétale, sa chair deviendrait aussi bonne que celle du meilleur mouton. Voici un fait que ne croiront pas les hommes légers et prévenus, imbus des préjugés de l'aversion et de l'habitude.

Nous pourrions faire suivre cette étude de descriptions semblables des appareils nidoriens de beaucoup d'autres animaux, mais ce serait entrer dans le cadre d'un traité d'anatomie de ces appareils. N'oublions pas que ce travail, qui, dans l'intérêt de l'avenir, s'adresse aux zooculteurs petits et grands, *de tous les pays*, doit avoir des chapitres peu étendus, ne renfermant rien d'inutile, et que nous ne devons citer que des exemples qui n'embrouillent personne ; aussi conservons-nous à ce traité la forme d'un précis d'adénisation générale.

Il est bon que les zooculteurs sachent que l'adénisation est une opération qui n'exerce aucune action défavorable sur la santé des animaux qui y sont soumis, ou du moins jusqu'à présent nous n'avons point observé d'accidents à la suite de cette opération ; que l'adénisation est utile, comme nous l'avons déjà dit, non-seulement pour rendre plus comestibles les espèces qui nous servent ou peuvent nous servir de nourriture, mais aussi à celles auxquelles M. Isidore Geoffroy-Saint-Hilaire a si judicieusement donné le nom d'espèces d'agrément, puisqu'en les adénisant on leur enlèvera cette atmosphère nidorienne souvent infecte qui les rend si incommodes. Les animaux dont l'odeur est insignifiante devront également être adénisés ; car l'adénisation fera disparaître cette cause si fréquente de maladie chez les animaux captifs, savoir : l'obstruction inflammatoire des appareils nidoriens, qui fait si souvent naître chez eux la fièvre nidorienne de résorption.

Il est une foule de petits animaux nidoriens, comme les petits oiseaux, que nous appelons du gibier, dont l'odeur est si peu forte et leur chair de si bonne qualité, qu'il serait inutile de les adéniser; cependant, on fera bien d'adéniser ceux que l'on pourra domestiquer ou retenir captifs.

Comestibilisation des animaux.

Qu'est-ce que *comestibiliser* un animal? Nous répondrons aux zooculteurs : c'est approprier sa chair à l'usage journalier de la nourriture de l'homme par une suite de moyens que l'on ne peut ni augmenter ni diminuer, et que la science a su peu à peu découvrir; c'est rendre la chair grasse, tendre, d'une digestion facile, fortifiante, parfumée et agréable; c'est lui enlever toutes les apparences de la viande sauvage, qui est noire, coriace, tendineuse, nidorienne, répugnante; c'est enfin lui communiquer, par tous les moyens pratiques, les caractères si précieux que l'on retrouve dans celle du bœuf, du mouton et du porc domestiques.

La *comestibilisation* est donc le traitement par lequel les zooculteurs parviennent à rendre comestible, c'est-à-dire bonne à manger pour l'homme, la chair des animaux, quels qu'ils soient. On ne peut guère rendre comestibles que les animaux d'abord domestiqués, la domestication précédera donc la comestibilisation. Un animal peut être domestique sans être pour cela comestible ; le chien et le chat en sont deux preuves vivantes. Mais un animal peut aussi être comestible sans être domestique, cela tient alors à son genre de nourriture. Que les espèces soient nidoriennes ou anidoriennes, lorsqu'elles ne reçoivent point la nourriture uniforme et perfectionnée des animaux domestiques comestibles, leur chair a presque toujours la saveur de la viande sauvage, que l'on appelle sauvageon, viande noire, viande de venaison. Les hommes civilisés s'en dégoûtent bien vite, et beaucoup ne peuvent en manger par l'habitude qu'ils ont de la viande de boucherie; au reste, elle est échauffante et donne à l'urine une grande quantité d'acide urique.

La *modification de la chair dépend immédiatement des aliments que les animaux ingèrent; c'est ce qui nous a fait dire :* **TELLE NOURRITURE, TELLE CHAIR.**

Dans l'état de nature, les animaux choisissent le lieu de leur résidence à proximité des eaux et des nourritures que le sol veut bien leur fournir; rien n'influence leur volonté, ils y demeurent tant que cela leur plaît ; ils sont libres de changer de lieu, soit pour fuir une température incommode ou des sites désormais inhospitaliers par leurs pâturages desséchés. Quoique les herbivores non domestiques paissent ordinairement les herbes qui constituent la plus grande partie de leur nourriture, ils n'en mangent pas moins une grande quantité de bourgeons et de feuilles astringentes, et d'une odeur âcre, qui développent chez eux cette chair noire et forte, que les seuls foins et les céréales ont pu modifier en cette belle chair de boucherie, dont l'homme civilisé fait ses délices.

Mais à l'état de domesticité, toutes les habitudes se transforment, l'animal ne peut plus avoir de volontés; il doit se plier à l'aliment que son possesseur lui donne, supporter les températures et l'état hydro-atmosphérique des régions où on le conduit, se soumettre au régime de l'étable et aux effets de l'étiolement; plus de courses vagabondes, plus de sites magnifiques à parcourir, plus de fontaines pures pour s'y désaltérer et s'y baigner, plus de distraction, mais aussi plus de crainte et plus de fatigue dans les poursuites. L'animal à l'étable se sent chez lui, véritable aristocrate, ne songeant qu'au repos, au milieu de son peuple de valets; il reçoit la nourriture et les soins qu'on lui prodigue, comme s'ils lui étaient dus, avec la fierté nonchalante du sybarisme le plus indifférent.

C'est pourtant la *vie molle et somptueuse* qui fait les plus beaux animaux, et qui comporte les soins affectueux, la bonne nourriture, la propreté et l'aération des étables, le pansage régulier, les bains d'eau courante, la promenade, etc.; enfin l'hygiène. C'est au zooculteur à prendre connaissance des meilleurs moyens de conduire et de nourrir les divers animaux. Si l'animal sauvage est forcé de se contenter des aliments qui croissent naturellement, l'animal domestique doit participer au mode d'alimentation de l'état civilisé, c'est-à-dire qu'il doit recevoir une nourriture particulière.

D'après les besoins physiologiques, industriels et comestibles, la nourriture d'un animal quelconque doit évidemment se composer des substances qui produisent la chair musculaire, la graisse, et qui donnent à la viande un parfum et une saveur agréables.

La digestion retrouve les éléments de la fibre musculaire dans les tiges des graminées, c'est-à-dire dans les foins et les pailles, ainsi que dans les racines celluleuses alimentaires; elle extrait ceux de la graisse de la partie huileuse des plantes et des graines des céréales; enfin, elle puise les essences propres à l'*aromatisation* des chairs dans les plantes douées d'une saveur et d'une odeur légèrement aromatiques; telles que les carottes, le persil, le cerfeuil, les baies odorantes, les labiées; tandis que les plantes amères, telles que le houblon, l'ajonc, la laitue, peut-être les absinthes, etc., rendent les chairs fortifiantes par leurs principes faiblement astringents et toniques.

Aussi, que l'on ne vienne point nous dire que la *fade et poisseuse betterave* est propre à communiquer à la chair, par l'alimentation des animaux, un parfum et une saveur riches, exquis, et de premier ordre.

Actuellement, les éleveurs ne perfectionnent point le parfum et la saveur de la viande ; ce qu'ils recherchent, c'est d'en produire beaucoup, de très grasse et à un faible prix de revient ; voici tout :

Les sociétés devront désormais distribuer des primes aux éleveurs qui auront donné à leurs animaux une nourriture perfectionnée, suivant les prescriptions de la science.

Il s'agit maintenant de savoir quelle est la meilleure forme que doivent recevoir les aliments des animaux ; pour nous, la question est toute étudiée ; c'est sous la *forme de pain* que doivent être mis les aliments.

La panification des fourrages, des graines, des feuilles, des tiges, des fruits et des racines, etc., peut être obtenue certainement et facilement ; et malgré la dépense que cette transformation nécessiterait, il est probable que les avantages que l'on obtiendrait compenseraient les déboursés ; car une grande partie des aliments ordinaires ingérés, incomplètement broyés par les animaux, sont rendus sans être suffisamment *digérés*.

Si les aliments sont offerts aux animaux captifs tels qu'on les récolte, ce n'est donc pas, suivant nous, le mode le plus convenable de les employer ; ce mode doit être perfectionné, comme on l'a fait pour l'homme même.

Il serait préférable de *dessécher les tiges, les feuilles, les graines, les tubercules, les racines, pour les réduire en farine*. Après avoir fait disparaître leur âcreté, soit par la fermentation, la cuisson, la macération, soit par tout autre moyen, les farines des diverses natures seraient dosées, suivant le but que l'on voudrait atteindre, pour obtenir des animaux *de travail, de laiterie* ou *de boucherie*.

On dosera dans le pain, suivant le besoin, les farines nutritives, de lactation, d'engraissement et d'aromatisation, etc., qui auront leur tour dans l'alimentation des animaux.

En employant le pain, tous les aliments seront *digérés et assimilés*, ce qui n'a pas lieu actuellement, puisque les animaux ne triturent pas suffisamment les végétaux, les graines et les racines.

Le pain sera donc un mode sûr et économique de nourriture. Les animaux auront un jour leurs *meuniers et leurs boulangers;* et une foule de substances végétales qu'ils ne mangent point aujourd'hui seront incorporées au pain, auquel on pourra donner toutes les qualités nutritives, aromatiques et médicamenteuses; alors, il y aura le pain des jeunes et ceux de travail, de lactation, d'engraissement, d'aromatisation et de médication.

Il est une foule d'espèces, *d'une chair assez mauvaise*, qui ne pourront d'abord, à cause de leur habitude de prendre une nourriture excentrique et peu confortable, supporter les aliments fibro-féculents; il sera donc nécessaire d'étudier leur nourriture particulière en liberté, afin de pouvoir découvrir celle que l'on pourrait leur donner en captivité. Nous avons déjà des observations pratiques et nombreuses à ce sujet. Le point fondamental à observer pour obtenir l'amélioration de leur chair sera de faire ce que nous appelons : *virer la nourriture*, c'est-à-dire d'amener progressivement les animaux de leur nourriture habituelle a des aliments de plus en plus confortables. Ainsi, pour les oiseaux d'eau, par exemple, il faudrait peut-être faire *virer la nourriture* des insectes, du poisson et des mollusques, vers la viande crue ou cuite, et de la viande vers les aliments panifiés ; au reste, il existe des substances saines, telles que les œufs, le lait, etc., qui peuvent servir au *virement de la nourriture.*

L'homme, dans les diverses parties du globe, est appelé à modifier profondément la chair des animaux, qui lui sont tous plus ou moins utiles, suivant la pauvreté ou la richesse du sol et de ses tribus ; dans certaines contrées les carnassiers eux-mêmes ne seront point dédaignés et pourront subir une nourriture panifiée en transformant le pain en soupe; alors ils offriront des chairs de bonne qualité, lorsque la castration et l'adénisation les auront privés des *goûts de mâle et de fumet.*

Bien des herbivores et des carnassiers prennent un mauvais goût, soit des végétaux odorants ou âcres qu'ils paissent, soit des animaux et des insectes fétides qu'ils dévorent ; cet inconvénient pourra disparaître par la nourriture perfectionnée par la *boulangerie* et par le pain rassis au naturel, et le pain en soupe, plus ou moins grasse, ou trempé de lait, etc.; les animaux répandent des émanations qui proviennent des sources suivantes : des aliments odorants, du liquide spermatique, de la décomposition des sueurs et des excrétions, ou décompositions de surfaces, et des gaz fétides qu'ils respirent ; ce qui communique à leurs tissus, à la sueur insensible et au suint des caractères odorants particuliers qui jouent le rôle de fumet. Aussi, quand les zooculteurs le voudront bien, connaissant ces faits, la plupart des animaux deviendront alimentaires, par l'adénisation, la nourriture perfectionnée, la castration et l'hygiène.

Les *préjugés de l'aversion et de l'habitude* sont plus faciles à vaincre qu'on ne le pense généralement ; et si l'on n'empêchait point la contrebande de la chair de cheval, il y aurait longtemps que la plus grande partie de la population des faubourgs de Paris serait habituée à cette nourriture excellente ; mais habituée sans l'avoir su d'abord, et si l'on voulait en vendre ouvertement dans des restaurants spéciaux, on verrait bien qu'il existe toujours des personnes prêtes *à gober* toute espèce de nourriture ; au reste, la chair de cheval est bonne, et tout le monde mangerait sans répugnance un filet de *cheval à la mode,* s'il provenait d'un de ces beaux chevaux gras de brasseur, que l'on nourrit en partie de résidu d'orge germée. En Allemagne et dans le nord de l'Europe, on mange du cheval ouvertement ; mais le pays qui en fait, dit-on, la plus grande consommation, est la Tartarie.

Les préjugés peuvent très bien s'anéantir par les résultats que la science peut obtenir. Si dans l'état sauvage de l'homme la faim est l'excuse des mets, on doit savoir aussi qu'en civilisation les aliments doivent être améliorés, dans le but de perfectionner et de fortifier les races humaines, que la débauche, le travail excessif, les maladies et la réclusion des villes, étiolent et font dépérir.

Il est utile de se pénétrer de cette vérité, que dans la digestion, les *glandes salivaires* jouent un très grand rôle; que ces glandes déversent pendant la mastication *une quantité de salive proportionnelle à la sécheresse* des aliments, et que cette salive est nécessaire à la dissolution de ces derniers dans la première digestion; la digestion stomacale, la chymification.

Si des animaux mangeaient pendant longtemps des aliments *humides* ou *détrempés*, ils deviendraient *lymphatiques*, et leur chair serait flasque, molle et décolorée; telle est celle des jeunes veaux et des jeunes agneaux qui ne vivent que de lait. Chez l'homme, c'est la même chose. Dans beaucoup de familles pauvres, les enfants étiolés par une séquestration prolongée, ne mangent que de la soupe; leurs poumons sont constamment engorgés, leur ventre présente un développement extraordinaire; c'est ce que nous avons appelé *ensoupement*. Les enfants *ensoupés* ont les chairs flasques; leur sang est si glaireux, que l'engorgement des glandes et les éruptions lymphatiques se produisent sans cesse; ils sont malades à la moindre variation atmosphérique.

Il est donc très intéressant pour le zooculteur de connaître cette propriété des *aliments humides*, car il est nécessaire de *lymphatifier* la chair noire des animaux sauvages; mais la *lymphatification* a ses bornes et deviendrait mauvaise pour les espèces domestiques à viande de boucherie, qui ont été déjà suffisamment lymphatifiées.

Pour nous, l'*étiolement* n'est que la lymphatification obtenue par l'absence de la lumière solaire, la stabulation et la nourriture humide ou détrempée. L'action de l'acide carbonique et des autres gaz des étables concourent à la lymphatification des animaux.

La lymphatification est d'une grande importance pour transformer la *chair noire* des espèces sauvages en muscles roses et en graisse blanche; la stabulation permanente, qui prive les animaux du contact de la lumière solaire la facilite singulièrement, et produit, par le manque d'exercice, des chairs tendres et peu tendineuses.

La lymphatification a ses degrés marqués par la coloration de la robe des animaux, du noir au blanc qui est l'extrême, en passant, suivant la couleur naturelle et propre de chaque animal, par le gris, le rouge, le jaune et leurs variétés.

Les animaux chez lesquels on pousse trop loin la lymphatification ne sont plus aussi bons comme nourriture.

Pour obtenir la digestion, il est nécessaire d'*ensaliver les aliments à l'état solide; puis on prend les boissons.* Il ne faut point mêler habituellement les aliments solides avec les liquides, ce qui empêche d'avaler la quantité de salive utile à une bonne digestion stomacale. Le pain trempé dans le café au lait et le chocolat ou l'excès de soupe, ont joué plus d'un tour aux intestins, surtout chez les personnes sédentaires. Les herbages verts météorisent très souvent l'estomac des animaux, qu'il faut diriger de la même manière que l'homme.

Les *aliments secs* doivent toujours précéder les *boissons*, lorsque l'on ne veut point *lymphatifier* les animaux. Que l'on juge de l'énorme quantité de salive nécessaire à humecter la ration de chaque repas. Les aliments convenablement ensalivés se digèrent franchement, et cela prévient tout embarras gastrique. Les sucs pancréatiques, qui servent à l'élaboration du chyle, seuls, sont donc insuffisants et impuissants à produire une louable digestion, si les aliments n'ont point été convenablement chymifiés et préparés par la salive dans l'estomac.

La bile est un liquide très important, et dont le rôle doit être connu des zooculteurs ; sécrétée par le foie, qui retire ses éléments constituants du sang, ne serait-elle pas le produit d'une sorte de saponification de la chlorophylle et de la chromule, dont la digestion s'empare, et qui résident dans les parties vertes des végétaux qui servent d'aliments. Quoi qu'il en soit, elle présente une composition chimique si particulière, qu'elle est imputrescible, onctueuse et savonneuse ; elle ne produit pas la fermentation alcoolique ; bien plus, c'est elle seule, suivant nous, qui *empêche la fermentation putride des aliments et des excréments dans les intestins ;* elle enveloppe les aliments, s'y mêle avec le liquide pancréatique, préside à la formation et à l'absorption du chyle, sans être elle-même absorbée, et les excréments voyagent dans tout le trajet des intestins sans avoir aucun caractère délétère, ni présenter de décomposition ; elle les couvre de son imputrescibilité ; même après la mort, ce sont les parois intestinales qui se putréfient plutôt que les matières imprégnées de bile ; c'est pour cela que les intestins doivent être enlevés aussitôt que l'on a abattu ou tué les animaux qui sont destinés à être exposés sur les marchés ; car ils communiquent aux chairs environnantes un commencement de putréfaction qui provient de la décomposition du sang et de l'humidité des organes internes.

Cependant la bile s'altère souvent chez les animaux vivants par l'inflammation de sa glande, de sa vésicule et de ses conduits excréteurs. Dans ce cas, on doit tout mettre en œuvre pour rétablir la sécrétion biliaire dans son état normal.

Nous avons observé que la *couleur de la bile a des rapports avec celle des végétaux* que les animaux préfèrent. Ainsi la bile des canards sauvages, par exemple, offre une couleur noirâtre, qui se rapproche de celle des végétaux marins, qu'ils recherchent. (Voy. le *cravant*, etc.) Enfin, nous avons constaté que la capacité de la vésicule biliaire et la quantité de bile sont en relation directe avec la quantité de nourriture végétale que prennent les animaux.

Dans la propagation des animaux, si l'étude du croisement des individus est peu utile par le bénéfice que le mariage apporte à l'amélioration de la chair, elle est au moins nécessaire pour obtenir des races déterminées. Doit-on *améliorer les races par elles-mêmes*, et faire par conséquent des *croisements intra-généagéniques*, ou bien tenter de les améliorer par des *croisements extra-généagéniques,* c'est-à-dire avec des races étrangères au sol.

Voici ce que nous pensons à ce sujet : on sait que dans les différents pays se trouvent des races domestiques propres à chaque contrée, douées de qualités particulières et utiles qui leur ont été données par l'action du temps, c'est-à-dire par la continuité des producteurs, la nourriture du pays, la disposition du sol, la température et l'état hygrométrique de l'atmosphère, le genre de stabulation, etc., enfin par tout ce qui les entoure; pour nous, ces *races régionales doivent être conservées.*

Car si l'on fait croiser les animaux du pays avec d'autres animaux provenant de pays divers et de races régionales domestiques, différentes, quoique étant plus belles, on arrive à la *confusion générale et au décousu des races régionales;* on obtient des sujets dont le type ne peut pas se perpétuer, qui par cette raison ne valent pas la peine que l'on a prise, bien qu'ils présentent temporairement quelques avantages, et bien plus, s'il était possible de continuer les croisements, on perdrait par maladresse et par ignorance les belles ou curieuses races régionales qui font la gloire de l'agriculture des différents pays.

Si les sujets produits par ces croisements ne sont point tenus séparés, après quelques générations les jeunes sont redevenus les mêmes que ceux de la race dominante avec lesquels ils vivent et croisent, et dont les éléments majeurs éteignent dans les croisements les éléments mineurs de la race implantée ou greffée; en sorte que l'on s'est embrouillé dans des tentatives inutiles.

Si on les tient séparés, la chose est la même, c'est toujours l'élément le plus puissant qui finit par prédominer. On doit donc améliorer les races par elles-mêmes, c'est la grande voix de la nature qui nous le dit et nous l'enseigne, par ce qui arrive chez les différents animaux sauvages; leur création et leur reproduction étant fondée sur l'*espèce fixe*.

Il n'y a qu'un seul cas où cette pratique ne doit point être suivie, c'est lorsque l'on manque de femelles ou de mâle; alors, dans le but de s'en procurer, on fait des croisements avec des animaux les plus approchants par le type, jusqu'à ce que l'on ait reformé la race pure, ce qui arrive à la cinquième ou sixième génération, en croisant toujours les plus semblables; une fois la race pure obtenue, on cesse les croisements extra-généagéniques, et c'est avec cette race pure, n'eût-on que deux sujets, l'un mâle, l'autre femelle, que l'on doit fonder le troupeau désiré.

Puisque les *races régionales* sont établies, zooculteurs, n'y touchez plus; glorifiez-vous de ce travail du temps; *elles sont votre propriété;* ne les détruisez pas. Améliorez-les par elles-mêmes, car elles sont fondées sur les variétés fixes, immuables et déterminées de l'espèce primitive amenée par la *culture régionale*.

Si vous introduisez une race étrangère dans votre contrée, tenez-la séparée de la race du pays; ayez un mâle et des femelles, et respectez-les dans leur propre multiplication; continuez le traitement qui est utile à cette race, maintenez-la par les procédés de culture, de nourriture, de stabulation, de pansage, qui l'ont produite; si par malheur vous faites avec elle des croisements extra-généagéniques, où vous arrêterez-vous, où arriverez-vous, sinon à la confusion des races et de celle des noms qui les expriment. Si c'est par amour du bien public que vous voulez donner l'exemple de l'introduction des belles races étrangères, continuez-les par elles-mêmes; si, au contraire, c'est par ostentation que vous les présentez dans les concours, ne vous laissez point entraîner à de folles dépenses, que vous pourriez mieux employer, car ces animaux ne seraient bons, aussitôt achetés et primés, qu'à être livrés sur les marchés comme viande de boucherie.

Toutes les belles races oisives de l'Angleterre sont des déformations de l'espèce; elles présentent des excès de développement des chairs et de la graisse, et des arrêts de développement des os; on peut obtenir les mêmes résultats sur nos races régionales françaises par les mêmes moyens, savoir : la stabulation, la nourriture contenant beaucoup des principes qui fournissent la chair et la graisse; et pourquoi pas. Votre ignorance égalera-t-elle votre enthousiasme? non! Si vous vous faites introducteurs des races anglaises, vous devez savoir que les Anglais sont des gens adroits, qui sauront vous vendre à prix d'or leurs résidus de brasseries et leurs céréales avariées, sous forme de bœufs gras à l'excès et incapables d'aucun travail. L'implantation des animaux étrangers peut-elle nuire à l'amélioration de nos propres races? *voici toute la question;* eh bien! oui. Ne vous laissez donc pas entraîner par la mode à l'amour des races étrangères, et par l'appât de ces récompenses et de ces médailles de concours distribuées à cet égard sans principes scientifiques suffisamment discutés.

La zooculture française n'est pas seulement dans les mains de quelques riches propriétaires; elle est surtout pratiquée par une foule de petits cultivateurs chez lesquels ne pénétreront pas, heureusement, ces races inutiles dans les travaux de nos cultures, ou sur nos landes arides, qui, ne pouvant s'approprier à nos sols et à nos besoins, ne donneront jamais que des animaux coûteux de luxe et de boucherie. Les partisans de l'introduction vous diront : les races étrangères, les anglaises en particulier, consomment moins de nourriture; elles présentent une ossature fine, offrent une chair abondante par le muscle et par la graisse, et de première qualité; les femelles donnent beaucoup de lait; eh bien, tout cela ne veut pas dire animaux de travail élevés en grand nombre avec de faibles moyens.

Petits zooculteurs, peu riches, mais vrais praticiens de notre sol, on vous éblouira dans les expositions par quelques centaines de types étrangers superbes; on fera résonner à vos oreilles attentives les noms ronflants des races anglaises, alors vous pourrez dire en voyant ces magnifiques animaux d'étable : c'est beau, c'est très beau, mais cela ne prouve rien pour l'élève en grand des bêtes de travail, pour l'avenir du bétail chez les petits cultivateurs, qui n'ont vraiment pas le temps et l'argent nécessaires à fabriquer ces inutiles déformations, qui ne peuvent être obtenues que par des *engraisseurs ou des nourrisseurs spéciaux*. Alors que la charrue tracera les sillons sous l'action de la vapeur ou de tout autre moteur industriel, il sera temps de façonner les animaux pour le seul usage de la boucherie; mais maintenant, si cela devenait général, ce serait une faute sérieuse; car ces animaux d'exposition, qui les fréquentent souvent l'une après l'autre, ont en fin de compte coûté beaucoup d'achat, d'entretien, et demandent un traitement particulier et un entraînement de tous les instants. Ce sont des sybarites pour lesquels il faut de gras pâturages ou une stabulation constante et particulière, et qui ne peuvent rendre aucun service dans les labourages, mais qui pourraient fournir d'excellentes grillades à ceux qui n'en mangent pas souvent.

De ce que nous venons de dire découle l'impossibilité d'admettre les croisements extra-généagéniques, ces croisements seraient une imprudence relativement à nos races régionales et à notre culture. Au reste, les extra-généagénistes ne pourront vaincre les intra-généagénistes, qui comprendront qu'ils sont dans la vraie route en améliorant les races régionales par elles-mêmes.

Qu'on le sache bien, la *beauté réelle, physiologique, d'une race,* réside dans *la fixité du type*, c'est-à-dire dans la continuité de ses caractères propres, dans sa descendance et sa filiation intra-généagénique, comme on peut le reconnaître par la charmante race fixe des petits bœufs et des jolies petites vaches de la Bretagne française. Recherchons donc, avant tout, *la fixité, la pureté du type;* imitons la nature, qui ne se trompe jamais; multiplions, améliorons les races par elles-mêmes; *ayons des étalons invariables*, et, par un traitement approprié, nous pourrons dans chaque race fixe modifier l'ossature, augmenter les chairs et les graisses, enfin obtenir toutes les déviations, les suppressions, les déformations, les excès, les transformations organiques.

Les gouvernements et les sociétés ne doivent encourager que l'amélioration des races régionales par elles-mêmes, *qu'elles soient étrangères ou du pays,* ou alors on ira par innocence à la confusion et à l'oisiveté des races agricoles; de même que l'on est arrivé, pour les chevaux coureurs de race anglaise, à l'impuissance cavalière, c'est-à-dire à l'impossibilité de faire avec eux le service civil et les évolutions militaires du cheval de main.

Dans le but de la propagation, on doit choisir les plus beaux sujets dans les deux sexes. Les mâles surtout doivent être exempts de vices; ils doivent être doux, bien faits, largement établis, d'une laine ou d'un poil soyeux, et, tandis qu'on leur donne des soins assidus et une nourriture abondante et fortifiante, on leur fait couvrir les plus belles femelles. Tous les mâles dont on n'a point besoin pour la saillie seront soumis à la castration ou au bistournage; on doit le faire d'abord pour obtenir des animaux paisibles, de travail, exempts de cette passion pour la femelle qui les porte si souvent à la fureur contre ceux-mêmes qui les approchent, et puis pour enlever à la chair, qui deviendra excellente par l'engraissement et *l'aromatisation* lors de leur réforme, ce goût de mâle si détestable dans la viande de table.

Quant aux chèvres et aux moutons, si l'on voulait augmenter la longueur et la finesse de leur poil et de leur laine, on devrait les recouvrir de *housses fixes* d'une nature à ne point permettre l'action *de la lumière solaire*, en ayant soin de les changer lorsqu'elles seraient salies; après quelques générations, on obtiendra, par étiolement, des laines d'une beauté et d'une finesse convenables à tous les tissus.

Il est beaucoup d'espèces qui possèdent naturellement des armes dangereuses ou des parties disproportionnées et répugnantes, telles que dents, cornes, griffes, ongles, ailes, queue, etc., qui offriraient même des embarras ou des dangers pour les éleveurs : dans beaucoup de cas on devra en pratiquer le retranchement.

Enfin, une des opérations les plus utiles pour l'amélioration de la chair des animaux destinés à la nourriture de l'homme, est *l'adénisation*. Un grand nombre d'animaux se nidorant au moyen de leurs glandes odorantes plus ou moins fétides, on devra leur pratiquer cette opération, c'est-à-dire l'ablation de l'appareil nidorien, comme nous l'avons suffisamment expliqué. En suivant les préceptes énoncés dans ce chapitre, on obtiendra des chairs comestibles de première qualité, quelles que soient les espèces que l'on soumettra à ce traitement.

Appropriation culinaire de la chair des animaux.

Lorsque la zooculture aura pratiqué la comestibilisation des animaux et sera parvenue à obtenir qu'ils aient une chair fine de tissu, grasse, tendre et parfumée, ayant perdu tous les caractères de la chair sauvage, le grand point à étudier sera *l'appropriation culinaire* de leur viande.

On doit savoir que chaque chair, quoique modifiée par la culture, a sa nature propre : la fibre, la couleur, l'odeur, la saveur, la qualité nutritive, tout cela diffère dans la viande des divers animaux. Ainsi, les chairs du bœuf, du mouton et du porc, nos trois seuls animaux de boucherie, à la honte de l'agriculture, sont si différentes qu'elles ne peuvent être employées et accomodées de la même manière. La chair du porc est tellement particulière, qu'elle fait vivre un corps d'état et donne des mets tous différents.

Les diverses espèces de viandes que fournissent les animaux nécessiteront donc *une appropriation culinaire spéciale*, et il se formera probablement de nouvelles branches de l'industrie des viandes pour les préparer et les vendre au public.

L'appropriation culinaire d'une viande donnée est la recherche et la découverte de sa destination et de sa préparation comme aliment. La préparation des viandes, qui veut des cuissons, des fournitures et des condiments particuliers pour transformer celles des divers animaux en mets appétissants, ne peut être obtenue et trouvée que par des chefs très adroits, car il est impossible de les préparer toutes en grillades, en rôtis et au naturel.

Il a été prouvé par des expériences que la viande de cheval, par exemple, ne donnant pas un aussi bon bouillon que celle de bœuf, pourquoi s'obstiner à en faire du bouillon. Il en est de même de la chair de mouton, qui produit un très mauvais pot-au-feu.

Il est donc utile de rechercher l'emploi culinaire des viandes et de trouver les formules de leur préparation.

Nous sommes arrivés à une époque où l'on ne doit plus rire de l'art culinaire ; il s'agit, au contraire, de donner des encouragements aux cuisiniers, et même d'exiger d'eux, dans l'intérêt de l'hygiène, des études spéciales ; car la saleté et l'ignorance sont poussées chez quelques-uns au-dessus de toute expression. Les zooculteurs devront mettre tout en œuvre pour récompenser les chefs cuisiniers qui auront obtenu l'appropriation culinaire de la viande des animaux que l'on ne mange point encore.

C'est aux sociétés de zooculture et d'acclimatation, qui proposent des prix pour l'introduction, la domestication et la multiplication des animaux, c'est-à-dire leur naturalisation, d'en fonder de nouveaux pour leur *comestibilisation* et leur *appropriation culinaire,* en donnant pour exemple celle du bœuf et celle du cochon domestiques.

Mais les zooculteurs se divisent en deux camps opposés dans les sociétés savantes et dans le monde : *les trinitaires*, qui ne veulent admettre que le bœuf, le mouton et le porc comme nourriture usuelle, ainsi que les petits animaux accessoires déjà employés, et *les progressionnaires,* qui désirent obtenir l'appropriation alimentaire du plus grand nombre possible des espèces animales. Les trinitaires sont partisans de l'ancien régime des viandes, par l'habitude qu'ils ont des viandes ordinaires de boucherie, et par l'aversion que leur inspire la chair des nouveaux animaux cultivés. Ils se montrent peu favorables, par leurs sarcasmes, aux idées utiles, aux travaux remarquables et aux faits désintéressés déjà accomplis par les progressionnaires. Il est vrai que les trinitaires sont des gens de bonne compagnie qui se laisseront facilement entraîner par l'évidence des résultats, d'autant plus qu'à toutes ces études se mêle un sentiment d'humanité. On peut dire tout simplement à ces trinitaires satisfaits : vos viandes de boucherie ont été dans l'origine les viandes fortes et noires de *venaison,* du bœuf sauvage, du mouflon et du sanglier ; ne niez donc pas les nouveaux travaux de la science, nécessaires aux hommes des différentes parties du globe.

Quoi qu'il en soit, lorsque l'on voudra étudier l'appropriation culinaire de la viande d'un animal, on pourra ouvrir un concours à ce sujet. L'animal sera fourni et débité aux chefs cuisiniers qui y prendront part, après avoir été saigné et soufflé comme les animaux ordinaires de boucherie, à moins qu'il soit mieux de ne pas le saigner, ou que sa chair, d'une nature analogue à celle du porc, ne demande après la saignée que le grillage des poils et de la peau.

Les chefs concurrents seront placés dans des locaux particuliers et seront surveillés par une commission. On leur donnera les ustensiles, les fournitures et les condiments nécessaires à leur travail. Un jury d'examen dégustera les mets obtenus et délivrera des récompenses à ceux qui auront réussi l'appropriation alimentaire de l'animal mis au concours, et qui donneront la formule exacte et complète de leurs diverses préparations. De ces concours naîtront indubitablement de nouvelles branches de l'industrie des viandes.

De même que les agriculteurs recherchent et obtiennent la culture, l'emploi et le débit d'un très grand nombre de plantes, de même les zooculteurs doivent faire tous leurs efforts pour réaliser des succès semblables à l'égard des animaux *dont le développement et la fécondité sont surprenants*.

Il est nécessaire, dans l'intérêt de l'avenir de la zooculture, que les chairs des animaux soient ouvertement et publiquement vendues, transformées en mets ou prises comme nourriture, avec une connaissance entière de leur espèce de la part du consommateur, et sans tromperie aucune sur leur nature. En effet, que seraient les physiologistes-zooculteurs, qui, après avoir introduit, domestiqué, naturalisé et comestibilisé des animaux, se contenteraient d'en voir vendre la chair clandestinement; quel but sérieux et digne aurait la contrebande de cette viande inconnue; serait-elle même saine et bonne? Le but des zooculteurs serait manqué, par l'ignorance dans laquelle ils laisseraient le consommateur, et cette viande ne deviendrait jamais usuelle tant qu'elle ne porterait pas son nom particulier dans les boucheries.

Ainsi la zooculture doit non-seulement introduire, domestiquer, propager, comestibiliser les animaux, mais elle doit aussi parvenir à leur appropriation culinaire et à leur emploi usuel; alors seulement leurs chairs prendront rang parmi les viandes de boucherie, et leur vente sera régularisée. Cette victoire ne peut être remportée sur les habitudes que par des concours sérieux répétés et des encouragements aux personnes qui en vendraient de préparée.

Contrebande de la chair des animaux malades.

Il ne faudrait pas croire que tous les animaux domestiques sains, qu'on livre sur les marchés, eussent, suivant leur espèce, *une chair également bonne*, ce serait tomber dans une grande erreur : il est des éleveurs qui ne font que des animaux à chair peu succulente, tandis que d'autres en obtiennent dont la chair est délicieuse et nutritive; ceci tient aux soins et à la nourriture; il faut même bien s'y connaître pour choisir une volaille ou une viande de qualité supérieure chez les débitants; ce qui se pratique par un examen attentif du tissu, de l'odeur, de la couleur et de la graisse des viandes.

Mais en dehors des causes qui font que les viandes saines sont plus ou moins agréables, il existe un grand nombre de maladies qui enlèvent à la chair des animaux ses caractères nutritifs et la rendent malsaine ou dangereuse.

Telles sont : la tuberculisation, l'hydropisie, la ladrerie, l'asphyxie, l'épuisement, la clavelée, la courbature fébrile, la péripneumonie, les maladies des viscères, la morve, la rage, les maladies de la peau, le charbon, etc. On doit donc rejeter de la consommation tous les animaux malades ou morts de maladie.

Près Paris, dans la plaine des Vertus, il existe un abattoir destiné à la transformation industrielle des viandes douteuses et des animaux malsains; eh bien, si l'autorité ne veillait point sur ce charnier fétide, où les animaux et leurs divers organes sont dépecés et changés en produits utiles (engrais, noir animal, peaux, corps gras, etc.), la plus grande partie de leur chair serait empaquetée, emportée et vendue par les contrebandiers aux gargotiers des barrières environnantes, ce qui ferait une grande et déloyale concurrence à la boucherie ordinaire. La contrebande de la viande malsaine est la pire des mauvaises actions ; elle doit attirer une punition sévère ; car ici le contrebandier se joue de la vie de ses semblables ; cette viande, au reste, n'est guère plus malsaine que la viande putréfiée que livrent à la consommation les étaliers et les restaurateurs, qui ne devraient avoir dans leurs boutiques que la quantité de viande nécessaire à la vente du jour.

Les laboratoires des boucheries, des charcuteries, des boutiques de volailles et d'abats, et ceux surtout des restaurants, devraient être assujettis à des visites journalières ; et l'on ferait bien d'enlever à l'improviste les viandes et le poisson qui ont un commencement de putréfaction, puisque l'on connaît toutes les maladies qui proviennent de l'ingestion des chairs malsaines et corrompues, il est vraiment honteux d'être obligé de dire que l'on ne sait que manger dans les restaurants de Paris, quels qu'ils soient, tant les viandes et le poisson sont fétides et de mauvaise qualité ; et il serait avantageux que les experts eussent des réactifs particuliers, très sensibles à l'hydrogène sulfuré, phosphoré et ammoniacal ; car, jusqu'à présent l'on ne s'est servi que de la vue, de l'odorat et du goût dans les expertises. Enfin, avant d'entrer aux abattoirs, un repos de dix à douze jours devrait être accordé aux animaux qui ont voyagé, afin que leur viande soit moins aqueuse et résiste davantage à la putréfaction.

Quant aux chevaux sains, mais fatigués, nous reconnaissons bien qu'il y aurait quelques essais à tenter pour leur emploi dans l'alimentation. On pourrait les mettre au vert pendant quelque temps, puis les engraisser par une nourriture perfectionnée, aromatique et alcoolique, et une fois refaits, laisser consommer leur chair dans un ou deux restaurants particuliers, établis sous les auspices de l'autorité, soumis à une surveillance constante et à un réglement portant punition à la moindre infraction, détournement ou vente de viande à d'autres personnes qu'aux *consommateurs sur place.* Ce que nous disons deviendrait peut-être la source de grandes fortunes et de la conquête de la viande de cheval comme viande de boucherie. Dans tous les cas, plus tard il serait nécessaire d'ouvrir des boucheries spéciales pour la vente de cette viande, afin d'empêcher les exactions des bouchers qui ne manqueraient pas de la débiter comme viande de bœuf.

Maladies de l'appareil nidorien.

L'appareil nidorien, de même que tous les organismes, offre à l'observateur des lésions particulières ; elles sont même fréquentes ; on les étudie assez facilement chez le chien, qui en est très souvent affecté.

Elles proviennent de causes internes, de métastase, de coups directs, ou du trop long séjour de l'humeur nidorienne dans son réservoir propre. Les maladies de l'appareil nidorien portent sur les différentes parties qui le constituent.

Ainsi, la glande nidorienne peut présenter une inflammation aiguë ou chronique, des engorgements de plusieurs espèces; elle peut s'atrophier ou devenir plus ou moins squirrheuse et s'ulcérer.

Le conduit adénal, qui part de la glande pour aboutir au réservoir, peut s'enflammer, se rétrécir et se dilater.

La muqueuse du réservoir nidorien peut aussi devenir le siége d'une inflammation aiguë ou chronique provenant de causes internes, de coups directs, de l'action irritante de l'humeur nidorienne altérée par sa rétention.

Enfin, le conduit excréteur nidorien, qui du réservoir s'étend jusqu'à la surface d'excrétion, est dans le même cas que le conduit adénal et sous l'action des mêmes causes, présente les mêmes maladies.

Le rétrécissement des conduits et le développement excessif du réservoir nidorien sont des causes assez fréquentes de fistule nidorienne. Dans la fistule, l'humeur odorante s'écoule par ce conduit anormal sur la partie où il vient aboutir.

Pendant les inflammations et les obstructions de l'appareil de nidoration, la *fièvre nidorienne* se développe, avec ses symptômes graves, sous l'influence de la résorption de l'humeur nidorienne altérée.

Nous avons observé cette fièvre chez le chien et les oiseaux; elle est des plus dangereuses, car elle se termine souvent par la mort.

Comme physiologiste et chasseur, nous avons bien des fois pratiqué *la pression des réservoirs nidoriens* sur nos animaux.

Le conduit excréteur est toujours obstrué, chez les jeunes chiens qui ont la gourme, par des flocons épais d'humeur nidorienne; il suffit de *presser* assez fortement les réservoirs avec les doigts pour qu'il s'en échappe un jet épais de liqueur nidorienne et pour les vider; la fièvre cesse aussitôt, et l'appétit revient au chien efflanqué qui ne mangeait plus. Après avoir été pressé, il entre bientôt en convalescence, au grand étonnement des assistants, et comme si un abcès grave lui avait été ouvert; en sorte que la gourme du chien ne nous paraît être qu'une *fièvre nidorienne de résorption.*

Nous avons aussi observé des tumeurs nidoriennes chez les vieux sujets et chez les chiennes, à la suite d'une parturition difficile; l'adénisation enlèvera donc aux animaux l'élément principal de ces maladies.

De quelques mouches dangereuses pour l'homme et les animaux.

Connaissant les accidents produits par certaines mouches, nous avons saisi l'occasion de ce travail de zooculture pour décrire ces diptères et indiquer leurs habitudes, pensant bien que lorsque l'on connait ses ennemis, on peut mieux se tenir sur ses gardes et s'en défendre; et certes, dans ce cas, c'est d'une grande nécessité, car les petits ennemis dont nous allons parler et qui harcèlent sans cesse l'homme et les animaux sont d'une incommodité et d'une tenacité telles qu'ils n'abandonnent presque jamais la partie sans avoir piqué ceux qui passent près du lieu de leur cantonnement; ils s'acharnent sur eux sans merci; quoique chassés plusieurs fois ils retournent sans cesse à la charge avec une persistance particulière; doués d'une adresse remarquable, ils choisissent l'endroit où ils veulent piquer pour sucer du sang, s'y élancent de la vitesse d'un trait et saisissent avec une intelligence incroyable le moment où l'homme et l'animal sont distraits et occupés, en sorte que c'est une dernière piqûre qui décèle de nouveau leur présence. Ces mouches vivent le long des eaux, se reposent sur les joncs des rivages, où elles déposent leurs œufs dans les matières en fermentation. A défaut d'animaux vivants, elles se jettent quelquefois sur les cadavres en putréfaction; au reste, elles ne manquent point de ruse, car elles disparaissent aussitôt qu'elles voient que l'on fait attention à elles et que l'on cherche à les poursuivre. Comme leur trompe souillée de suc putride peut occasionner des accidents très graves, les zooculteurs ne doivent jamais laisser putréfier, sur le sol, le corps des animaux qui périssent, afin de ne point être exposés aux dangers de la piqûre des insectes qui peuvent séjourner sur les chairs pourries, surtout de celle des mouches *des deux progressions spécifiques des stomoxes et des hæmatobies,* telles que le stomoxe piquant (*stomoxys calcitrans*) et l'hæmatobie irritante (*hæmatobia irritans*), appelés par le vulgaire, à la suite de leurs méfaits, *la petite mouche noire;* ils ressemblent, en effet, à la mouche d'appartement; mais leur trompe en aiguille, enduite parfois du suc de la putréfaction des cadavres, laisse, innocemment de la part des insectes, cette matière putride dans nos blessures, lorsque ces mouches non venimeuses par elles-mêmes nous piquent, d'une manière si vive, à la figure, aux mains ou aux jambes, pour nous sucer du sang, ce qui produit une véritable inoculation septique, occasionnant trop souvent la fièvre charbonneuse et la mort, et qui donne après la guérison du charbon, quand on l'obtient, une cicatrice quelquefois malheureuse et toujours indélébile. Tels sont les diptères de la

Progression spécifique des stomoxes (J.-E. Cornay).

(Genre *stomoxys* de Geoffroy et de Fabricius.)

« Caractères généraux : trompe solide, menue, allongée, lèvres terminales petites; palpes ne dépassant pas l'épistome, front assez large, troisième article des antennes triple du deuxième, style plumeux en-dessus, première cellule postérieure des ailes seulement un peu retrécie à l'extrémité, nervure externo-médiaire, convexe, ailes écartées. (*Stomoxys* veut dire : bouche en pointe.)

1re espèce : « Stomoxe piquant (*conops calcitrans,*

Linné ; *stomoxys calcitrans,* Geoffroy), longueur 3 lignes, cendré, palpes fauves, face et côtés du front d'un blanc gris jaunâtre, bande frontale et antennes noirâtres, thorax à lignes noires, abdomen à taches brunes, pieds noirs; très commun dans les marais de la France. »

2ᵉ espèce : « Stomoxe à aiguillon (*stomoxys aculeata* Rob.-D.), semblable au calcitrans, corps brun, légèrement rayé et nuancé de gris brun. » (France.)

3ᵉ espèce : « Stomoxe perçant (*stomoxys pungens* Rob.-D.), semblable au calcitrans, abdomen à taches brunes seulement dorsales, ailes un peu jaunâtres. » (France.)

Ces insectes fréquentent quelquefois nos demeures, où ils nous piquent.

Tels sont encore les diptères de la

Progression spécifique des hæmatobies (J.-E. Cornay).

(Genre *hæmatobia* de Robineau-Desvoidy.)

Caractères généraux : « Tête déprimée, presque sphérique, épistome saillant, trompe solide, menue, allongée, lèvres terminales petites, palpes aussi longs que la trompe, élargis en massue; front étroit, troisième article des antennes double du deuxième, style plumeux en dessus et très peu en dessous, première cellule postérieure des ailes seulement un peu retrécie à l'extrémité, nervure externo-médiaire convexe. »

« Les hæmatobies vivent de sang, comme les stomoxes, ainsi que le caractérise leur nom: ils fréquentent particulièrement les prairies marécageuses; on ne ne les a point remarqués dans les habitations. »

1re espèce: « Hæmatobie stimulante (*hæmatobia stimulans*, Rob.-D., et *stomoxys idem*, Geoff.), longue de 2 lignes et demie à 3 lignes, cendrée, palpes ferrugineux en massue, face et côtés du front blanchâtres, bande frontale et antennes noires, thorax à lignes noires, abdomen à ligne dorsale et taches noires, pieds noirs. » (France et Allemagne.)

2e espèce : « Hæmatobie féroce (*Hæmatobia ferox*, Rob.-D.), longue de 2 lignes et demie à 3 lignes, semblable à la stimulans, abdomen à taches noires, sans ligne dorsale, cuisses postérieures et intermédiaires jaunes, ainsi que les genoux, le reste brun. » (France, trouvée à Lille.)

3e espèce : « Hæmatobie irritante (*hæmatobia irritans* et *geniculata*, Rob.-D.; *stomoxys irritans; stomoxys pungens*, Fabricius), longue de 2 lignes, semblable à la stimulante, d'un gris obscur, palpes d'un gris noirâtre, en massue, abdomen à ligne dorsale sans taches, jambes et tarses brunâtres, genoux jaunâtres. » (Allemagne.)

4e espèce : « Hæmatobie tibiale (*hæmatobia tibialis*, Rob.-D.), longue d'une ligne et demie, d'un gris brun, face noirâtre, cuisses brunes, jambes et tarses antérieurs et intermédiaires fauves, postérieurs bruns. » (France, trouvée à Lyon.)

5e espèce : « Hæmatobie à scie (*hæmatobia serrata*, Rob.-D.), longue d'une ligne et demie, semblable à la stimulante, palpes brunâtres, non dilatés, abdomen à ligne dorsale sans taches, pieds bruns, genoux jaunâtres, tarses postérieurs disposés en scie, chaque article terminé par un long poil » (midi de la France; elle a été reçue de Bordeaux). Il existe encore d'autres stomoxes et d'autres hæmatobies qui sont exotiques.

Les personnes qui parviendraient à saisir des insectes en *flagrant délit de piqûre,* comme nous le dit l'excellent secrétaire du conseil de la Société d'acclimatation, M. Guérin-Menneville, dans une lettre pleine d'affabilité, devraient les communiquer à des entomologistes, afin d'en bien faire déterminer l'espèce et le genre (genre que nous appelons *progression spécifique*).

De temps en temps on entend parler d'accidents produits par la piqûre de la *petite mouche noire;* nous en avons souvent lu des descriptions dans les journaux. Aussi pourquoi laisse-t-on pourrir sur le sol et sur les rivages les cadavres des animaux domestiques et des poissons? Les bords des rivières en sont infectés, et aucune ordonnance de police municipale et de salubrité ne vient corriger cette habitude funeste de jeter à l'eau tous les animaux dont on veut se défaire. Il y a deux ou trois ans, Bercy près Paris a été très maltraité par cette petite mouche noire, qui n'était autre chose que le stomoxe piquant; ces insectes avaient évidemment séjourné sur des cadavres d'animaux en putréfaction sur le bord de l'eau. Plusieurs personnes, nous a-t-on dit, ont été piquées au front; quelques-unes en sont mortes, et d'autres en conservent des cicatrices affreuses. Nous connaissons une de ces personnes de Bercy, qui nous a raconté ces faits et qui a été, à cette époque, une des victimes du stomoxe ; son front est largement maculé d'une cicatrice indestructible de charbon.

Étant dans les marais de Rochefort à faire des chasses d'histoire naturelle, nous avons souvent été piqué aux jambes, à travers nos vêtements, par des stomoxes ; leur trompe traverse très bien les étoffes. La trompe de ces insectes était évidemment propre, puisque sans avoir été cautérisé nous n'avons eu aucun accident. L'été dernier, à Paris, nous fûmes piqué au front dans notre cabinet de travail, dont les fenêtres donnent sur le canal Saint-Martin, au niveau du pont du Faubourg-du-Temple ; les fenêtres étaient fermées ; une piqûre d'aiguille à coups plongeants de plus en plus vifs et instantanés nous fit immédiatement comprendre que c'était un stomoxe qui nous piquait la bosse frontale droite. Après avoir frappé notre front de la main, nous nous mîmes à la poursuite de l'insecte et nous le prîmes dans les plis d'un rideau d'une fenêtre. Nous l'épinglâmes aussitôt, et nous constatâmes à la loupe sa trompe aiguë, conique, filiforme, etc. ; c'était le *stomoxe piquant*. Immédiatement nous avons mouillé la piqûre d'ammoniaque, ce qui nous donna une petite sensation ; mais aucun mal ne s'est développé à la suite de cette piqûre. Au commencement de juillet 1859, en pêchant à la ligne sur le bord de la rivière, à Bry-sur-Marne, nous étions harcelé par toutes espèces de mouches ; enfin nous fûmes piqué sur la main gauche, entre l'indicateur et le médius ;

bientôt il se forma, sans démangeaison, une vraie phlyctène, large comme une lentille, remplie d'une sérosité abondante. Quand elle fut bien formée nous la déchirâmes avec les ongles et nous lavâmes la plaie qui fut pressée fortement et cautérisée à l'ammoniaque. Ce traitement a réduit la piqûre à une plaie simple cautérisée. Nous n'avons point senti la piqûre ni vu l'insecte coupable du fait.

La grosseur des diptères ne peut être pour nous un caractère d'espèce, car nous avons fait de nombreuses transformations des larves en chrysalides, et nous avons observé que les larves se tournent en chrysalides aussitôt qu'elles n'ont plus à manger, et que les larves petites ou grosses se transforment très bien en insectes parfaits.

En sorte que l'on peut avec la même ponte avoir des petites et des grosses mouches, d'après la *nourriture plus ou moins prolongée que l'on donne aux larves*, aussi posons-nous le principe suivant : *tel est l'âge de la larve, telle est la grosseur de la mouche ou du papillon* : Si les larves ne sont point assez nourries, elles ne viennent point à leur complet développement ; c'est donc une cause de dégénérescence pour les insectes. *Serait-ce celle de la dégénérescence des vers à soie ; nous pensons l'avoir trouvée dans ce fait ;* au reste, l'éducation des chenilles se fait mal et sans avoir égard aux règles de l'hygiène. Non-seulement les mouches à trompe en stylet produisent des accidents d'infection, mais les mouches ordinaires à trompe molle non perforante peuvent aussi en occasionner, telles que la mouche bleue de la viande (*musca vomitoria,* Latr.) et la mouche domestique (*musca domestica,* Latr.). Après avoir sucé des viandes pourries, des plaies vénériennes, des animaux atteints de charbon ou de clavelée, ces mouches peuvent déposer des principes virulents ou putrides sur des petites écorchures, des boutons ou des ulcérations simples chez l'homme et les animaux, et transformer ces ulcérations simples en ulcères contagieux et de mauvaise nature, ou faire naître des fièvres malignes; les observations pleines de vérité que l'on pourrait recueillir à ce sujet, devraient être soigneusement détaillées et envoyées aux Sociétés savantes.

Quoi qu'il en soit, nous avons constaté que la mouche bleue déposait ses larves sur les ulcères mal soignés. A l'hôpital Saint-Charles de Rochefort, lorsque nous y faisions le service en 1835, nous avons extrait du pied d'un pauvre mendiant de la ville, dont les os du métatarse étaient à nu, une quantité incroyable d'asticots ou de larves blanches de la mouche bleue. Ce pied était littéralement rongé par ces vers, qui avaient atteint un développement considérable de près de deux centimètres de longueur.

En Afrique, des mouches ont quelquefois déposé leurs larves dans le conduit auditif des soldats qui couchaient à terre, ce qui a rendu ces militaires bien malades par les douleurs atroces qu'elles occasionnaient. Les injections ont été salutaires dans ce cas pour faire sortir de force les larves qui menaçaient la membrane du tympan, etc.

A la Martinique, la mouche que l'on a appelé *lucilia hominivora,* dépose ses œufs dans les fosses nasales des hommes atteints de carie, et les larves y occasionnent des désordres affreux ; on en a observé déjà quatre ou cinq cas très graves.

Enfin les oestres, ou taons des campagnards, sont des diptères qui tourmentent tellement les animaux qu'on a vu les bêtes à cornes se mêler et se livrer à des courses furieuses dans les marchés, ou avoir dans les prairies de véritables crises de colère à se renverser ou à se rouler à terre pour se débarrasser des taons, dont la piqûre est très cruelle pour les animaux, et qui forment la

Progression spécifique des oestres (J.-E. Cornay).

(Genre *oestrus* de Linnée.)

« Caractères généraux : Ces insectes, dit Cuvier, ont le port d'une forte mouche, très velue, leurs poils sont souvent colorés par zones comme ceux des bourdons, les antennes sont très courtes, insérées chacune dans une fossette au-dessous du front et terminées par une palette arrondie, portant sur le dos près de son origine une soie simple, leurs ailes sont ordinairement écartées, les cuillerons sont grands et cachent les balanciers, les tarses sont terminés par deux pelotes. »

« Bien distincts des autres diptères en ce qu'à la place de la bouche on ne voit que trois tubercules ou que de faibles rudiments de la trompe et des palpes, » ils sont armés d'une tarière écailleuse composée de quatre tuyaux rentrant l'un dans l'autre ayant au bout trois crochets. Cet instrument, formé des derniers anneaux de l'abdomen, leur sert à piquer l'animal pour déposer leurs œufs sous la peau, et c'est dans cette opération qu'ils font tant souffrir le bétail. « Le séjour des larves est de trois sortes, qu'on peut bien distinguer par les dénominations de cutané, de cervical et de gastrique, suivant qu'elles vivent sous la peau, dans le cerveau ou les intestins ; » les larves des oestres qui sont parasites sur le bœuf, le mouton, le cheval, l'âne, le cerf, le lièvre, etc., donnent les insectes parfaits suivants :

1re espèce. Oestre du bœuf (*oestrus bovis*, Latr.). — Corselet jaune avec bande noire au milieu, abdomen blanc à la base, avec extrémité fauve, ailes un peu obscures ; au milieu, bande brune et trois petits points bruns à l'extrémité. — France.

2e espèce. Oestre du mouton (*oestrus ovis*, Latr.). — Brun noirâtre ponctué et varié de blanc, ailes ponctuées, corselet cendré avec des points noirs élevés, pates d'un brun pâle, abdomen jaunâtre finement tacheté de brun et de noir. — France.

3e espèce. Oestre du cheval (*oestrus equi*, Latr.). — Peu velu, brun fauve, plus clair sur l'abdomen, deux points et une bande noirs sur les ailes. — France.

4e espèce. Oestre hémorrhoïdal (*oestrus hæmorrhoidalis*, Latr.). — Très velu, corselet noir, écusson jaune pâle, ailes sans taches ; abdomen noir, blanc à la base et fauve à l'extrémité ; sur les chevaux. — France.

5e espèce. Oestre vétérinaire (*oestrus veterinus*, Latr.). — Couvert de poils roux ; ceux des côtés du corselet et de la base de l'abdomen blancs ; ailes sans taches ; sur les chevaux. — France.

6e espèce. Oestre des rennes (*oestrus tarandi,* Latr.). — Semblable à l'oestre des bœufs, mais ailes sans taches. — Nord de l'Europe.

7e espèce. Oestre à trompe (*oestrus trompe*, Latr.). — Ailes blanches avec un point au milieu, corps noir couvert de poils cendrés, une bande noirâtre sur le corselet ; sur les rennes. — Laponie.

Les larves de ces insectes occasionnent de grands dégâts chez les animaux, lorsqu'elles s'insinuent dans le cerveau par les fosses nasales.

Si l'on rencontrait des larves d'insectes sur les animaux ou sur l'homme, il serait nécessaire de les nourrir avec de la viande, et de les faire tourner en chrysalides pour obtenir les insectes parfaits, enfin de pouvoir les étudier. Il est probable que les relations fréquentes qui vont s'établir avec les pays étrangers, par la marine à vapeur, donneront aux larves des diptères l'occasion de se répandre à tous les pays tempérés. Aussi nous pensons que ces insectes dangereux ont besoin d'être étudiés et surveillés avec soin, afin de préserver l'homme et les animaux de leurs atteintes, et c'est surtout pour fixer l'attention des zooculteurs sur ces faits que nous avons introduit ce petit chapitre dans nos principes d'adénisation.

Réflexions.

Les hommes qui sont répandus sur la surface du globe se nourrissent d'un grand nombre de mammifères, d'oiseaux et de petits animaux; cependant très peu de ces espèces ont été domestiquées et appliquées à leur nourriture usuelle; aussi, la plupart offrent-elles des chairs de *venaison* ou de *disette*, que l'on mange à l'occasion, ou lorsque la faim fait ressentir cruellement ses atteintes dans les voyages, les chasses, la guerre ou la misère; telles sont les espèces suivantes : les singes, la roussette noire, la roussette vulgaire, le hérisson, les ours, le chien, le chat, le lion, la panthère, les phoques, les phalangers, les kanguroos, les phascolomes, les écureuils, les rats, la marmotte des Alpes, les houtias, les lièvres, les lapins, les lagomis, les cabiais, les cobayes, les agoutis, les pacas, l'orycterope du cap, l'éléphant, l'hippopotame, les sangliers, les rhinocéros, les tapirs, les chevaux, presque tous les ruminants, les lamantins, un très grand nombre d'oiseaux, etc.

Bien qu'il y ait, dans les *progressions spécifiques* des animaux, des espèces réellement *intraitables* par la zooculture, à cause de leur nature exceptionnelle, cette liste nombreuse, quoique peu complète, des animaux qui nous servent de nourriture, annonce ainsi que ce qui précède un fait certain, c'est que les zooculteurs ont le champ large dans leurs études, et qu'ils pourront, quand ils le voudront bien, par leur travail, améliorer, sur les divers continents, une foule d'espèces et les rendre usuelles comme viandes comestibles.

Nos livres de physiologie, intitulés *Éléments de Morphologie* et *Principes de Morphogénie*, ont reçu un accueil si favorable, que c'est une grande satisfaction pour nous de pouvoir offrir et de confier aujourd'hui aux savants physiologistes de tous les pays ce travail sur l'ablation des glandes nidoriennes des animaux; c'est une manne nouvelle, qui les fera vivre de longues années de science par des recherches intéressantes, qui donneront en fin de cause à l'homme, par leur application, une puissance absolue sur l'ensemble des espèces animales qui doivent lui être assujetties comme administrateur de la nature.

Si l'antiquité a fait traîner les chars de ses guerriers par de grands animaux; si elle a pu domestiquer, ou plutôt dompter les animaux les plus féroces; jamais elle n'a bien su travailler ou améliorer leur chair.

Il était réservé à notre époque laborieuse de trouver les *règles de la zooculture* et les moyens de perfectionnement de toutes sortes qui donnent au tissu musculaire des animaux les caractères de saveur et de parfum des meilleures viandés comestibles.

L'adénisation, cette opération inoffensive *que nous avons créée,* et que l'on pratiquera pour y concourir, sera immédiatement comprise et bientôt mise en usage par les zooculteurs des contrées les plus lointaines.

La terre est vaste ; et de quelque coin du globe d'où nous arrive l'assurance que nos labeurs ont été appréciés, nous nous trouverons heureux.

Adénisation, adénisation ! voici l'ordre du jour de la physiologie appliquée. Zooculteurs, du Nord au Midi, commencez vos travaux, et pour vous la science aura aussi des jours certains de joie et de triomphe.

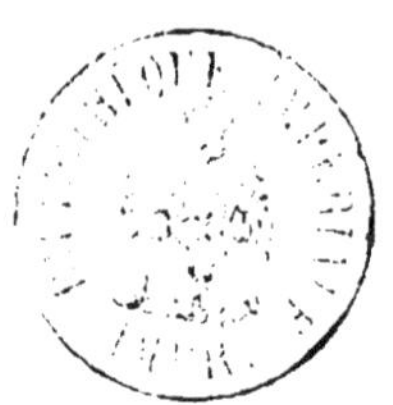

FIN.

TABLE DES CHAPITRES.

EXPLICATION DE LA PLANCHE.

ANATOMIE DE L'APPAREIL NIDORIEN DU CHAT MALE DOMESTIQUE.

Figure première.

B. Partie supérieure du rectum.

C. Coupe du rectum.

A. Anus où se voit l'orifice du *conduit excréteur nidorien gauche.*

D. E. Les deux *réservoirs nidoriens.*

Figure deuxième.

M. Partie inférieure du rectum.

L. N. Dessous des réservoirs nidoriens.

R. Anus et les deux orifices des conduits excréteurs nidoriens.

Figure troisième.

K. Réservoir nidorien ouvert au scalpel suivant sa longueur.

J. Une des sept *glandes nidoriennes chatonnées* sous la muqueuse; au centre de chaque glande se voit l'orifice d'un *conduit adénal.*

I. Conduit excréteur nidorien.

Figure quatrième.

P. Rectum ouvert à sa partie supérieure.

S. Bord de la coupure du rectum.

F. O. Orifices des conduits excréteurs nidoriens situés sur la marge de l'anus.

H. Q. Les réservoirs nidoriens, partie supérieure.

Paris — Imp. de Mme Smith, rue Fontaine-au-Roi 18.

Chat

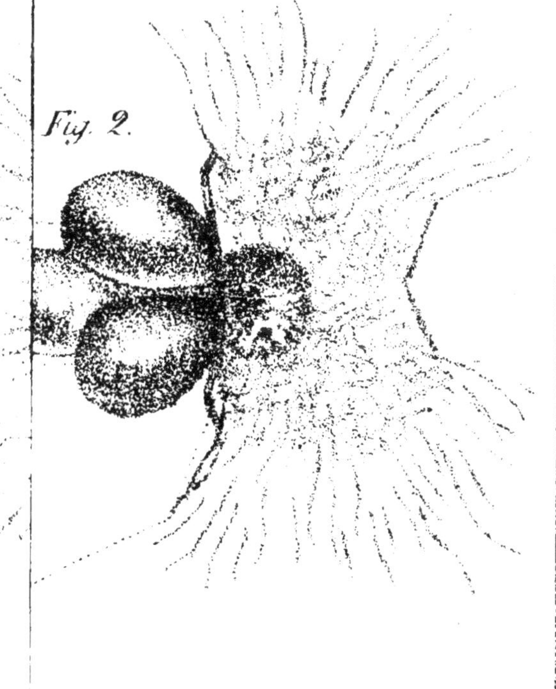

A Orifice [illegible]
B. [illegible]
C. Coupe [illegible]
G. Réservo[illegible]
F. Réservo[illegible]

P. Rectum ouvert à sa partie supérieure.
Q. Réservoir sidérien gauche ;
R. Les 2 orifices des conduits [illegible]
S. Bord de la coupe du Rectum.

de felis catus.

Anatomie de l'appareil nidorien du Chat

par J. E. CORNAY (de Rochefort)

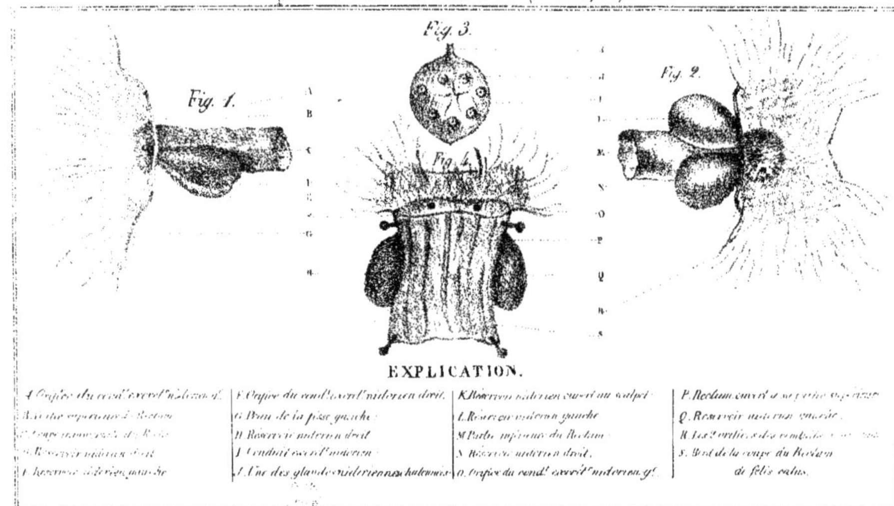

OUVRAGES DE M. CORNAY

QUI SE TROUVENT CHEZ LABÉ

PLACE DE L'ÉCOLE-DE-MÉDECINE, N° 4.

Nouvelles Recherches sur le Traitement des Maladies par infection, etc., grand in-18.

De la Lithérétie, ou Extraction des concrétions urinaires, grand in-4°, *avec douze planches.*

Topographie médicale de Rochefort, in-8°.

Considérations générales sur la classification des Oiseaux, étude de l'os palatin, in-8°.

Éléments de Morphologie humaine. — *Physionomie de relation,* localisation physionomique des plis faciaux représentatifs des différents actes de relation ; — *Physionomie naturelle,* genèse des formes, loi d'ordre universel : — *Physionomie anormale,* appréciation des lois, des théories et des faits relatifs à la genèse des organes ; pour servir à l'étude des races. — 1850, grand in-18, *avec douze planches.*

Principes de Physiologie et éléments de Morphogénie générale, ou *Traité de la distribution des matériaux de formation dans les espèces naturelles.* — Unité de matière, Electromotion, Polarisations, Transmutation, les Espèces, le Fluide organique, le Système nerveux des végétaux, la Genèse des formes des espèces naturelles, etc. — 1853, grand in-18, accompagné de *dix planches.*

Mémoire sur la Pince à séquestre, grand in-4°, *avec une planche.* — Classification des Pinces chirurgicales et nomenclature des mouvements qu'on leur imprime.

Principes d'Adénisation, ou Traité de l'ablation des glandes nidoriennes, qui communiquent, par leur sécrétion plus ou moins fétide, un mauvais goût aux espèces animales alimentaires, et donnent une odeur insupportable aux espèces d'agrément, et *Exposition générale des règles à suivre* dans l'amélioration de la chair des animaux, *avec une planche.*

PARIS. — TYP. DE Mme SMITH, RUE FONTAINE-AU-ROI, 13.

www.ingramcontent.com/pod-product-compliance
Ingram Content Group UK Ltd.
Pitfield, Milton Keynes, MK11 3LW, UK
UKHW021548260726
13993UKWH00002B/695

9 782329 468051